U0396946

101 Defenses
How the Mind Shields Itself

心灵的面具

101 种心理防御　第二版

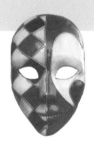

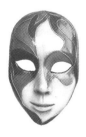

［美］杰瑞姆·布莱克曼◎著　王晶◎译　武春艳◎审校

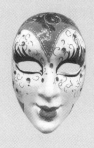

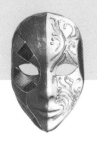

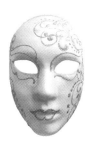

华东师范大学出版社
·上海·

图书在版编目（CIP）数据

心灵的面具：101 种心理防御 /［美］杰瑞姆·布莱克曼著；王晶译 .—2 版 .—上海：华东师范大学出版社，2021

ISBN 978-7-5760-1374-0 Ⅰ.①心… Ⅱ.①杰…②王… Ⅲ.①精神疗法 Ⅳ.① R749.055

中国版本图书馆 CIP 数据核字（2021）第 047368 号

心灵的面具——101 种心理防御 （第二版）

著　　者　［美］杰瑞姆·布莱克曼

译　　者　王　晶

审　　校　武春艳

责任编辑　彭呈军

特约审读　王叶梅

责任校对　林文君　时东明

装帧设计　卢晓红

出版发行　华东师范大学出版社

社　　址　上海市中山北路 3663 号　邮编　200062

网　　址　www.ecnupress.com.cn

电　　话　021-60821666　行政传真　021-62572105

客服电话　021-62865537　门市（邮购）电话　021-62869887

地　　址　上海市中山北路 3663 号华东师范大学校内先锋路口

网　　店　http://hdsdcbs.tmall.com

印 刷 者　上海锦佳印刷有限公司

开　　本　787 毫米×1092 毫米 1/16

印　　张　14.75

插　　页　2

字　　数　146 千字

版　　次　2021 年 6 月第 2 版

印　　次　2024 年 6 月第 6 次

书　　号　ISBN 978-7-5760-1374-0

定　　价　48.00 元

出 版 人　王　焰

（如发现本版图书有印订质量问题，请寄回本社客服中心调换或电话 021-62865537 联系）

101 Defenses: How the Mind Shields Itself / by Jerome S. Blackman / ISBN: 978-0415946957

Copyright © 2004 by Taylor & Francis Books, Inc.
Authorized translation from English language edition published by Routledge, part of Taylor & Francis Group LLC. All rights reserved. 本书原版由 Taylor & Francis 出版集团旗下 Routledge 出版公司出版, 并经其授权翻译出版。版权所有, 侵权必究。

East China Normal University Press Ltd. is authorized to publish and distribute exclusively the Chinese (Simplified Characters) language edition. This edition is authorized for sale throughout Mainland of China. No part of the publication may be reproduced or distributed by any means, or stored in a database or retrieval system, without the prior written permission of the publisher. 本书中文简体翻译版授权由华东师范大学出版社独家出版并限在中国大陆地区销售, 未经出版者书面许可, 不得以任何方式复制或发行本书的任何部分。

Copies of this book sold without a Taylor & Francis sticker on the cover are unauthorized and illegal. 本书封面贴有 Taylor & Francis 公司防伪标签, 无标签者不得销售。

上海市版权局著作权合同登记 图字:09 - 2009 - 730 号

目录

序

史蒂夫,26 岁,想要接受丙酸睾酮注射以和妻子正常行房事。

他似乎有很好的理由这么做:几个月前,他接受了脑垂体切除手术[①],目前正在接受激素替代治疗。

当时我刚从医学院毕业,正在一家医院进行一年的内科进修(我是其中一个部门的"实习生"),而史蒂夫就在这家医院住院,接受激素替代治疗的监控和调节。那个时候,我对心理学以及心理防御不甚了了。而恰好有一天,我有机会和史蒂夫单独待了一会儿,于是我便跟他提及我对他接受丙酸睾酮注射"需要"的好奇。一开始,他显得有些羞愧,承认睾丸酮缓解了他和妻子行房事时的不举。我们继续聊着,他的尴尬也慢慢消除。为了获得完整的性生活病史,我于是问他,是否他的性问题也包括晨勃不能或自慰不能。

史蒂夫这时叹了口气。他朝我身后的病房门看了一眼,确保私密后说:"唉,既然我们开诚布公地谈这件事,那我就告诉你。我也不知道为什么。我需要注射的唯一原因是为了和我妻子行房事。我还有个女友,和她发生关系就不需要注射。"

史蒂夫解释说,他的妻子从来就不享受性生活。他们结婚时,她是处女。自从儿子出生两年后,夫妻间就很少有性生活了。他揣测他的脑部手术是否真的和他与妻子的性问题有关联,但似乎睾丸酮又有些效果。他很爱他的妻子,想要让她开心,但他想不出什么办法解决妻子的性问题,而他说妻子也承认这是她的问题。史蒂夫诚挚地表达出只想和妻子享受性生活的愿望;毕竟,妻子一直贤惠可嘉,例如,在他生病后一路帮持。此外,"使用"另一个年轻女性来获得性满足也让他感到内疚。

---

① 【原注】他之前有不染色细胞瘤,虽然是良性肿瘤,但却危及大脑。

第二天，当我见到史蒂夫时，他的妻子就在他病床旁边。似乎此前他们有所讨论。她直截了当地告诉我她的性抑制问题以及她有多么想克服这个问题。她问我是否能给她推荐一名治疗师。于是，我从我当时的直接上级——一名内科住院医生那里要到了一些治疗师的联系方式给她。

多年后，当我已完成精神科和精神分析训练后，我又再次想起了这次戏剧性的经历，并尝试去理解在我和史蒂夫的互动中究竟发生了什么。似乎是，当我询问他晨勃和自慰情况时，他感到我是感兴趣的。因此他分享了他的困惑，即为何只在和妻子行房事时需要睾丸酮，而除此之外，出轨这件事也同时困扰着他。也就是说，我的问题相当于是对他多种防御的一次面质（第五章）：就阳痿情况的**搪塞（说谎）**[23]①；把对妻子的性愿望**置换**[19]到女友身上；以及**合理化**[42]和**具象化**[52]——即给自己的性问题寻找一个纯粹的医学理由。我以一种支持性方式（第七章），对史蒂夫表达了足够的兴趣而得到了他的信任，因此他告诉了我他适应不良的妥协形成（见第一章）——这包括**回避**妻子、对妻子**说谎**以避免内疚感、**压制**体验到的挫败感以及把性愿望**置换**到其他人身上。

换言之，史蒂夫自己知道他无需丙酸睾酮注射也能够进行性生活——他和情人的活动是明白的证据。然而，他却说服自己，以为需要注射才能和妻子发生性关系；因此这些针剂就如同小飞象的"魔法羽毛"一般（Aberson & Englander, 1941）②。

史蒂夫对我面质的良好反应让他进一步揭示了他的内心冲突。他不再打算一辈子都使用丙酸睾酮注射，也不再依靠具有摧毁性的婚外恋来获得性满足，现在他和他的妻子都能面对各自的心理问题，继而着手解决干扰他们享受婚内性生活的冲突。

* * *

三十年后的一天，C 医生对我说，"你真的会这么说？太有**攻击性**了吧！"C 医生是一名美国海军上尉，当时正马上要结束他在弗吉尼亚州朴茨茅斯市海军医学中心的心理学实习。此前，我正在给他所在班级讲解，如果在评估中发现一个人就自杀意图这件事**说谎**以逃避军役，那么治疗师可以对这个人说类似如下的话，"我的感觉是你并没有和我讲实话"。之后也可以加上一句，"而且你试图操纵我，让我跟你合谋。所以你

---

① 【原注】括号内的数字指的是在第二章和第三章防御机制总结表和更具体定义描述中这些防御机制相对应的号码。

② 【译注】在小飞象的故事中，小飞象一开始不知道自己能够使用大耳朵飞翔。老鼠提摩西给了小飞象一枚乌鸦羽毛，告诉小飞象这枚羽毛可以让他有飞翔能力，但其实羽毛并无任何魔力。羽毛对于小飞象来说就是安慰剂。

并没有拿我当你的治疗师;从本质上说你只是想利用我"。

C医生感叹这样的干预方式听起来很有"攻击性"之后,我指出**说谎**[23]和**贬低**[50]都是**防御**。如果C医生像我建议的那样(见第五章)面质了这些防御,也许一个水手就可能会承认使用了这些防御,并进一步阐释他想要回避的冲突。也就是说,其中一些案主,虽然私下里被戏称为罹患了"武藤病"(WOOTEN,"想要离开海军"英文的首字母缩写),但他们其实并不一定是让人头疼的情况,而可能是被动力性心理治疗方法治疗的。

此外,面质防御也可以协助诊断:精神病态(反社会)类型的可能会继续说谎,而精神病自大类型的则可能会反唇相讥,攻击C医生竟敢质疑他们的动机。

无论怎样,C医生的面质也可能避免他因为被病人如此使用而对自己的工作产生厌烦;至少他不只是**被动**[62]地坐在那里忍受一名海军士兵的**恐吓**[83]。C医生很喜欢我的建议,之后也汇报说,他和一些"武藤病"患者使用了面质防御的方法,感到很好用,而且偶尔还能发现一两例可以治疗的情况。他后来也对我说,那次讨论后,他意识到他似乎把具有共情和被动等同起来了,这导致他在评估或治疗病人的时候,若是太过"直接"就会感到内疚。

* * *

人类的心智有着一种令人赞叹的能力,即它能发明各种各样的机制,保护一个人不去觉察到那些令人不悦的情绪。这些机制通常经过了改头换面,并在一个人觉知之外运作。因为防御机制这种神不知鬼不觉的特性,挖掘这些机制、理解它们潜在的负面影响就可能很有帮助。例如,一个人无法识别和管理对所爱之人的愤怒,那么他/她可能取而代之地感到自我憎恶。如果这个人因严重的抑郁出现在医院急诊室中,治疗师又能够识别出这种情况,并能和病人讨论其愤怒**转向自身**[15]的防御操作,那么就可能对病人大有裨益,防止他/她再次企图自杀或卷入自毁行为(见第八章)。

理解防御对于其他生活情境也具有价值。家长识别出青少年子女使用**最小化**[75]和**对抗恐惧行为**[44],就有可能帮助孩子避免那些危险的活动。理解对手的**自大**[63]则能让一个管理者在商业竞争中占据有利地位。担心所爱之人的酗酒问题,家人就需要能够面质其**否认**[6]和**合理化**[42]。意识到一个哀悼中的亲人**认同丧失客体**[37]则能帮助我们更好地宽慰她/他。最后同样也很重要的就是,当你察觉到浪漫关系中出现**疏远和回避**[61]机制时,你能提前预警到你交往的这个人可能并不能维持一段长久快乐婚姻所需的忠诚和稳定。

从技术层面上讲，向不合适的人提及防御，或者在不恰当的时刻提及防御，可能会起到反作用。当然前提是你能发现防御，毕竟防御通常是潜意识的。在治疗中进行相应干预也可能很具挑战性。

本书中，我尝试提供给读者一个框架以理解心理防御的起源、特性和成因，同时我也会用一章来专门讨论鉴别诊断，描述**何种类型患者适合诠释性技术，何种类型不适合**。书中还有一部分会探讨如何发现并解码病人使用的潜意识、病理性的防御。此外，我也另辟章节，解释**如何**锁定防御，并如何*根据病人情况所框定的技术*来进行**支持性**或者**诠释性**的干预。最后，我会用一章内容来展示如何在自杀评估中，将防御面质作为一种辅助其他技术的手段来使用。

第一版　致谢

　　此书献给我 25 年教学中来自各个学科的学生们，是他们鼓励我把我所有的讲义聚集起来组织成一本书。我也希望其他读者能感到这本书可以帮助他们更好地理解防御，以及如何在诊断和治疗中使用和防御相关的概念。

　　正如许多和心灵有关的重要概念是由西格蒙德·弗洛伊德最早提出的那样，他也是第一个、早在 1894 年（！）就论述心理防御的人。但是他的女儿安娜·弗洛伊德最先在其开创性著作《自我与防御机制》（1936）中列举了不同的防御机制。她使用的是她和成年及儿童病人工作的临床材料。此外，我也同样感谢波西瓦尔·西蒙兹，他撰写了一部包含 25 个防御机制的巨著《人类适应性之动力》（1946）。他从自己在哥伦比亚大学教师学院的学生们那里获得了不计其数的例子及评述。

　　此外，我也对为此书提供了诸多编辑意见及建议的同事和亲人们表示诚挚的感谢：驻西班牙马德里的精神分析师帕尼亚瓜（Cecilio Paniagua）医生；纽约弗洛伊德协会精神分析师、注册临床社工希夫（Janet L. Schiff）女士；我的办公室主任布劳顿（Jean Broughton）女士；我的妻子苏珊以及我的儿子泰德。

《心灵的面具》中文第二版作者序

我很荣幸地看到这本书的中文版得以再版。这首先要感谢华东师范大学出版社编辑彭呈军先生，没有他的辛勤努力，《心灵的面具》的中文第二版不可能面世。

在我用英文撰写《心灵的面具》时，完全没有想到这本书会被翻译成其他文字出版。因此，我（在书中）既包含了术语，也使用了文学性语言，偶尔还会穿插一些美国俗语。当时的初衷是希望读者能更加轻松愉快地用英语阅读此书，但后来才意识到这种文风会让翻译变得十分困难。但无论如何，当收到来自罗马尼亚、土耳其和伊朗的信函要求翻译这本书的时候，我仍然感到十分欣喜。我也希望能用不同的语言阅读这本书。

令我惊喜的是，《心灵的面具》在 2011 年首次被郭道寰（杭州）带领的"101 小组"翻译成中文；更令我惊喜的是，在书籍出版后，北京《心理月刊》一次读者调查中发现，这本书在中国读者阅读量最高的心理书籍榜中排名第二。这些消息都令人相当振奋。2012 年，我在北京接受了《心理月刊》的采访，这篇访谈随后也被该杂志发表。

之后，我开始更多地在中国从事教学，至今已有七八年时光。慢慢地，我也听到不少学生反馈说，尽管这本书十分有帮助，但是文风却不太符合中文习惯。这些意见让我开始思考，是否有必要日后进行重新翻译。

能够和第二版译者王晶（北京）合作实属我的幸运。她讲着标准的美式英语，有着丰富的词汇量，并且能领会到书中的幽默。她答应重译此书我深感荣幸。

为确保翻译准确性，王晶也推荐了我的朋友及同事武春艳医生对译本进行审校。武春艳医生是正在接受精神分析训练的精神科医生及上海精神卫生中心杂志的编辑，对于精神分析术语的中文翻译有着精准的把握，并有着多年丰富的学术和笔译、口译经验。对王晶和武春艳两人，我表示深深的感激。

　　除了语言之外，这本书也有其他方面需要修订。本书最早是在 2003 年由位于纽约市的劳特里奇出版社（Routledge）出版。当时，《美国精神障碍诊断与统计手册》第四版似乎意味着会将防御机制考虑在内：该版前言建议将防御放置于轴二。但是到了第五版（2013）中，以轴系进行诊断的方式被放弃。此外，由于这一版扩展到上千页之多，因此将防御机制与之进行对应更加困难且几乎不可行（Frances，2013，2014）。加之第四版的编码系统已被摒弃，因此有必要在此书中将相关的引用删除。

　　这五年来我一直在弗吉尼亚州诺福克市欧道明大学（Old Dominion University）的孔子学院学习中文。目前，我可以进行简单的阅读书写，并十分喜爱学习各种成语。不过，此书的中文水平远远超过我目前的能力。我希望你能喜欢此书的第二版，并希望有朝一日我也能够用中文阅读这本书。

杰瑞姆·布莱克曼

2020 年 6 月

引言

"防御"这个术语指的是心灵将感受关闭到意识之外的方式①。众所周知,治疗师会尝试去理解他们病人的感受,但在实践中,仅仅只是理解感受还不足以帮助人们克服他们的问题。还有必要向病人解释他们的潜意识防御如何以及为什么要阻止他们了解自身的不愉快感受。现实中,大多数情感困难都来自于有问题的防御和情绪的某种组合。

当人们对自身病理性防御机制和感受有了恰当的洞察,他们就能够更清晰地理解其非理性行为、症状以及态度的意义和根源。认识到这些常常可以缓解痛苦的精神病学症状(如抑郁和恐惧),从而促进人们过上更健康的生活。

也许防御的种类无穷尽,远不止我列出的 101 种。两位杰出的精神分析理论家安娜·弗洛伊德(Sandler & Freud, 1983)和查尔斯·布莱纳(2002a)都曾强调,几乎所有事情都可被用作防御。转移视线可以是防御(Renik, 1978),朝一个人大喊大叫可以是防御,打高尔夫球可以是防御,同样,存钱也可以是防御,或者至少可以说所有这些活动都可能包含防御。无论心理活动是什么,无论行为是什么,如果它能让你不去体验某种不愉快的情绪,它就是具有**防御性**的。

情绪可能是令人愉悦的,也可能是让人糟心的。通常,是那些不愉快的情绪给人带来烦恼,又进一步让他们去使用适应不良的防御。具体而言,**不愉快的感受**被定义为包含两个**组成部分**:

---

① 【原注】在第一章中读者将会看到,防御也可以将其他心智功能关闭到意识之外(如自我弱点、愿望或其他防御手段),或者也可以被用来发展心理机构(如自体意象和超我)。但更容易、也更实际的方式就是将防御主要看作是用来抵抗各类情绪,因为基于洞察的治疗工作正是从这个角度进行。

一个令人不悦的感觉加上一个想法——某件糟糕的事情就要发生了（"焦虑"）或某件糟糕的事情已经发生了（"抑郁性情绪"）（C. Brenner，1982a）。

这样，我们可以扩展防御的定义：

作为通常准则，防御是这样的心智操作，它从意识中剔除掉不愉快情绪中的某些组成部分——抑或是想法、抑或是感觉、抑或是两者同时排除出意识。

从诊断角度讲，我们使用情绪和防御的概念去解释一些现象，例如，忘记某件重要的事情，如一次约见。此时，思维内容可能被关闭到意识之外。你可能会在一个小时之后，因为有什么"刺激"了你的记忆而回想起这次约见；之后你也意识到其实你并不那么想见这个人。换言之，思维内容（情绪的一个组成部分）被存储并且能够被提取，但是你的心灵关闭了这个想法以免除你去体验和记忆相关的不愉快感觉（情绪的另一个组成部分）。

这可以和电路进行类比：此时电流在，电灯泡没坏，线路也完好无缺。但是，现在多加了一个开关切断了电路，自然灯泡也不会亮。这个开关就类似一个意识层面的防御——"我先暂时不去想这件事"或"我不想去那个地方！"但如果开关是神不知鬼不觉加上的，你意识上并没有这个意图，那么此时就是潜意识防御。

事实上，潜意识防御其实更类似断路器。当电流太强、安培数增加过猛时，断路器被触发而切断电流，灯也熄灭。同样，如果情感太强烈（如愤怒、焦虑、抑郁、内疚这样的情感），就可能会威胁到心智功能的正常运作，这时就可能动用心灵断路器：一些想法被关闭到意识之外——被遗忘。同样也类似断路器，这类遗忘是自动发生的。

在诊断上，我们也必须考虑灯泡是否本身有什么基础缺陷。如果尝试修复，可能组建起一个含有不合格零件但尚能勉强使用的灯泡，它会时不时地不规律闪烁（就类似精神分裂症的情况）。一个人自己尝试修复灯泡或解决线路缺陷问题（例如，在现实检验功能崩溃后使用**重构现实**[78]的防御）可能会导致短路（妄想）。

另外一类病人——那些有着边缘性人格组织的病人（Kernberg，1975），他们的情况就好比是电路连接没有问题，电灯泡健全，电源也没有损坏，但线路本身不够强大、不足以应对高电流，一旦有高电流，要么线被烧了，要么引发短路。电路本身的脆弱可能是由于长期暴露在高电流的压力之下，这就类似一些遭受童年期虐待的成年受害者，他们情绪管理的"线路"因为成长过程中长时间体验到的慢性愤怒和焦虑而受到损害。这样，一旦有电流过猛的情况发生，无法承受的电路就会过载而发生短路。表现在有边缘性人格的成年人身上，就是他们有限的情感容受能力可能会导致他们更倾向于去使用防御。

最后，那些精神分析师们称为"神经症性"的人，他们的电路都没有问题，但是使用的断路器其实是多年前的旧线路上使用的，到今天已经不适用了。线路从那时有了发展，比儿童期的要更加强大，但老断路器可能在还没有真正的、现实的过载风险之下就会切断电路。

治疗师的工作就是去判断电路发生了什么类型的问题。之后，我们要么重建灯泡、提高电线质量、安装新断路器，或者若是存在神经症的话，找到那个有问题、不再适用的断路器或安放更符合该成年人需要的新开关。

让事情更复杂的情况是，有些心理问题并不主要来自于防御，而是缺乏某些其他的心智功能。例如，一个人的感受可能会将其**淹没**，让他无法组织思维或集中注意力。诸如专注力和思维组织这样的功能发生侵蚀并非由防御导致（见第四章和第六章，以及**自我退行**[28]这个例外情况）。但如果一个人去上她讨厌的课时迟到，老师还冷嘲热讽，那很可能她会**回避**上课，甚至可能借此**邀请惩罚**[41]以防御性地缓解内疚感。

当你治疗病人时，最好是能先熟悉常见的防御机制，这样你首先就可以识别它们。之后，你需要决定是向病人解释他们有问题的防御如何运作——即动力性治疗（见第五章），还是建议他们使用新的防御——即支持性治疗（见第七章）。同时也有必要了解都有什么可能会促发防御性活动。我们会在第一章中讨论这个问题。

第一章　关于防御的基本概念

让我们先再来回顾一下防御和不愉快情绪的定义。之后我们就可以去描述防御的一系列特征和功能了。

防御和不愉快情绪的定义

防御是将不愉快情绪的组成部分从意识觉察中驱逐出去的心智操作。

不愉快的情绪包括焦虑、抑郁和愤怒。焦虑由一种不愉快的感受加上一个糟糕事情即将发生的想法组成。抑郁情绪的组成是一种不愉快的感受加上一个糟糕事情已经发生的想法（C. Brenner，1982a）。愤怒包含了一种不愉快的感受加上一个摧毁某人或某事物的想法（C. Brenner，1990）。这些情绪的思维内容部分可能**来自至今为止任意一个发展阶段**中的感知或记忆，它们可能基于现实，可能基于幻想，或者是两者的某种杂糅。

防御的触发因素

正常或"平均可预期"人群（Hartmann，1939）

对正常人而言，一个非常强烈的情绪有可能会威胁、熔解（或淹没）他的思维、组织和专注能力（E. Jones，1942）。弗洛伊德（1926）以一种更为技术性的方式讲，如果这些情绪干扰了思维、组织和专注的自我功能，那么就可称其为"创伤性"的（Hartmann，1939）。

39 岁的 AB 女士,接受我的治疗以解决婚姻问题。她报告说发现丈夫在卫生间药橱里藏了大麻。她**压制**着(有意识地不去思考此事)自己的愤怒,直到她 13 岁和 15 岁的孩子入睡后才和丈夫表达了各种担心:对丈夫健康的担心、对孩子成长的担心、对他被捕或被指控的担心、对他吸毒上头后做蠢事的担心、对他可能遭受公开羞辱的担心等。她也反对丈夫这种行为,认为这给孩子起了违背道德、违反法律的坏榜样。当丈夫为自己吸大麻的权利辩护时,她"抓了狂"。她开始哭泣,但又制止了自己。

第二天中午,当她在一家园艺商店挑选前院要种植的花草时,丈夫给她打来电话。此时丈夫正在家里等着她。本来他们约好趁着孩子还在学校,在家来一次"热辣约会"。但她将此事完全忘记,并为让老公失望而感到内疚。

在这个例子中,AB 女士一开始**压制**[31]着自己的愤怒(意识层面),但当她丈夫不讲道理地回应她的担心后,她的愤怒和抑郁就因为过强而变得具有"创伤性"了。之后,她在自己也没有察觉中动用了其他防御。她**潜抑**[25]了"热辣约会"这件事;这既缓解了她的愤怒,同时又表达了愤怒(一个妥协形成)。她使用了**投射性认同**[4]——让她丈夫感到相当挫败以缓解她对于丈夫不那么关注她的愿望的挫败感。她也**向攻击者认同**[35],将丈夫对她做的事返还给他(忽视其愿望)。她拒绝了丈夫的性邀请,将注意力**置换**[19]到更为女性化的事物上(花园的花草),这也**象征化**[20]地让她确认自己的女性身份。这样,她**潜抑**[25]了她因丈夫不在意她种种担心而受伤的情绪。此外,她也**隔离**[13](关闭)了她对婚姻的抑郁感受。

当我向她指出忘记和丈夫的约会并专注于花花草草有上述意义后,她更为清楚地觉察到她对丈夫的愤怒和内疚。老公和她辩解时,愤怒与内疚之间的冲突也让她变得**被动**[62]。几天后再见的小节中;她汇报说她向丈夫表达了因为他顽固坚持进行非法、自毁的吸毒而对他产生愤怒和对婚姻的失望。她的面质让他重新思考了自己的固执,尤其是他的行为可能对他们正处于青少年时期孩子们的负面影响。他道了歉,并扔掉了大麻。

精神病和边缘性人格

另一方面,即使温和的情绪也可能会瓦解有精神病或有边缘性人格病人的自我功能。在这些疾病中,情感容受能力这个自我力量（Kernberg，1975）从一开始就很薄弱。

    DB 先生,年龄 25 岁,他的整个童年期都遭受着母亲的严重忽视。母亲默许 DB 先生的哥哥们打他。而且在上初中时,他目睹了还是青少年的姐姐卖淫。从 15 岁起,他就成为了酗酒者。所有这些因素(亦即,对哥哥们淹没性的愤怒、看到姐姐性活动而被过度性刺激、在青少年期因使用作为情绪调节剂的酒精而导致自我力量发展受到干扰)致使 DB 先生发展出非常薄弱的情感容受能力。

    现在读了研究生后,一旦 DB 先生被要求做额外的功课,他就会感到异常愤怒,甚至都无法集中注意力并组织(整合)自己的想法。他无法继续学习。为了处理自己排山倒海的愤怒和抑郁情绪,他防御性地指责他的女友(**投射性指责**)[5]曾鼓励他读研究生。他也变得**自大**[63]起来(认为他可以举报教授不公平待遇),并且继续酗酒(**以物质滥用进行防御**)[69]。

换言之,由于(自我)情感容受能力的受损,像额外作业这样正常的压力都会让他愤怒四溢、无法承受。之后,病理性防御被调动起来,以缓解他因为注意力和整合这些(自我)功能崩溃而感到的羞耻。

神经症性疾病

有神经症性疾病的人(包括恐怖症、转换症状、惊恐发作、强迫观念、强迫行为、一些类型的冲动、一些类型的抑郁),他们的自我力量(见附录 2)或许还可以。但即使某个情绪的强度相对还算缓和,少量的情绪也可能成为某种信号（Freud，1926；C. Brenner，1982a）。当特定情境出现,(通常是在潜意识层面上)让此人回想起过去他曾被情感淹没的情境时,这个**情绪信号**就会触发防御。

    瑞内,34 岁,感到惊恐。她的焦虑让她想到最近曾萌发生孩子的愿望。她害怕告诉丈夫,因为他们一开始就商量好不要孩子。此外,瑞内也不想因此而"依赖"丈夫的收入。她提到她还是一个青少年时,要恳求父亲才能获得零花钱,这让她感到愤恨。

　　我指出她似乎预期她的丈夫也会和她父亲一样抠门。瑞内意识到用抠门来形容丈夫是不公平的,因为丈夫一直以来都对她慷慨大方。经过短程心理治疗后(几个月),瑞内和她丈夫提出了要生孩子的事。没想到,丈夫对此也十分兴奋和开心(此案例详细描述请见 Blackman,2001)。

　　瑞内使用了**缄默**[59]、**回避**[61]和**假性独立**[72]等防御来保护自己不去体验对丈夫的那些基于**移情**[79]的焦虑感。也就是说,她的焦虑信号,虽然本质上并不具有淹没性,但却引发她去使用病理性防御。

有意识防御 vs 潜意识防御

　　关闭情绪类似呼吸。人们通常觉察不到调控(潜意识防御),但他们可以有意识地去控制(有意识防御)。事实上,防御既可以在意识层面运作,也可以在潜意识层面运作;人们可以有目的地使用防御,或者对此毫无觉察。

　　使用分析性术语,有意识地和潜意识地使用一个防御会被冠以不同的名称。例如,**压制**[31]指示出这是有目的地遗忘,而**潜抑**[25]则意味着潜意识地忘记。同样,**搪塞**[23]是有目的地说谎,而**虚构**[24]则暗示出编造是在意识觉察之外发生的。前面AB女士的例子中,她最初是压制了愤怒;之后她又潜抑了想离开丈夫的愤怒想法。

基本防御 vs 辅助性防御

　　成年人使用的主要防御机制通常是**潜抑**[25]和(情感)**隔离**[13]。根据布莱纳的观点(C. Brenner 1982a),所有的情绪都包含两个部分——感觉和思维。感觉可能是愉悦的,也可能是不愉悦的,而思维可能是意识层面的,也可能是潜意识层面的。**潜抑**这个术语指的是这样的现象——一个人的心智自动将(情绪的)思维内容关闭到意识之外。**隔离**则指的是心智将感觉关闭到觉知外,思维则不一定关闭。通常来说,其他防御性操作都是用来辅助潜抑和/或隔离。科恩伯格(1975)提出了这条法则的例外情况,他的理论指出,有些人——那些被他诊断为有边缘性人格的人——他们的主要防御是**分裂**[8]。

适应性 vs 不适应性

　　大多数防御都具有适应性和不适应性两个面向。事实上，治疗师最好只在防御看起来适应不良的情况下去和病人提。适应不良的防御会造成强迫观念、恐怖症，也会干扰对外部情境的应对（如"奉迎"[Hartmann，1939]）。当治疗师发现造成问题的防御后，通常会考虑如何让接受治疗的病人注意到这些防御——这个技术被分析师们称为"面质"（见第五章）

　　　　一名会计由于完美主义、**理智化**[45]，并坚持对细节进行**仪式化**[12]管理，所以在工作上没有任何问题。但是，她丈夫难以忍受她的完美主义，这也破坏着他们的婚姻。于是，治疗师和病人提及这些强迫性防御，并暗示她似乎借此来保护自己不去感受一些不愉快的感觉。

紧急防御 vs 慢性防御

　　防御常常被使用于紧急情况中。一个人体验到淹没性情感的威胁（无论这个威胁是否是真实的），因此之后试图去扭转这种情绪。但有些人会长期持续地使用某些防御操作，例如，总是指责他人或经常喋喋不休。

　　　　当儿子的手指意外被外门夹断后，一对父母立刻动用起紧急防御机制。男孩的父母体验到强烈的焦虑、内疚和抑郁情绪，而他们动用的紧急防御可以不让这些猛烈的情绪干扰他们的判断力、预期能力、现实检验功能和精神运动功能。父亲在计划行动方案时**隔离**[13]了不愉快的感觉；母亲则思考了治疗预后（**理智化**）[45]。两人也都**压制**[31]了自身的恐惧感。父亲冷静地开车送孩子去急诊，而母亲则平静地（**逆恐地**）[44]举着放在冰块上被切断的手指[1]。

---

[1]【原注】此案例来自索塔雷利（M. Sottarelli）医生 1974 年于路易斯安那州州立大学医学院的演讲。

父母二人不能沉浸在惊慌恐惧、不知所措的情绪中,他们必须先把儿子安全送到医院急救医生那里。他们使用的防御保护了他们的自主性自我功能,这样他们能快速作出决定(判断力、预期能力),将孩子送往医院(现实检验功能),而孩子也可以在运输过程中得到保护(精神运动功能)。手指因此保住了。

前意识自动行为(Hartmann,1939)是成组的防御机制,它们慢性、持续地出现在象征性情境中。

> 一名电子工程师 J 先生在即将失业前来找我咨询。他抱怨说他的同事们工作偷懒、漠视规则。他感到即使是同事们破坏了无关紧要的规则,他也要向上级汇报。我很快意识到,他做这件事情时吵吵嚷嚷、令人生厌。我向他指出,他抱怨的风格会引发他人不满,他讲话的方式会令人厌烦,他就此想到曾目睹母亲忍受父亲的言语虐待(他认为言语虐待是一种犯规行为)。母亲曾对 J 先生说,要是她能直面他的父亲就好了。

J 先生**向受害者认同**了[36],这导致他以一种其实是母亲希望自己能有的方式表现(即积极地面质不对的事情)。同时,他也**不认同**[53]母亲的被动,将其变为主动出击(**变被动为主动**[64])。他对公司发展出**移情**[79](即潜意识中将其视为他暴虐的父亲),这妨碍他回忆起对父亲曾经体验到的愤怒和恐惧。此外,他也通过**向攻击者认同**[35]来保护自己不去体验对父亲的愤怒:现在是 J 先生言语虐待他人了。更进一步讲,他将对父亲的怒气**置换**[19]到了他人身上。

J 先生慢性持续的前意识自动行为是当他看到有人破坏、扭曲规则时,他就会动用招人讨厌的面质,其中包含的防御操作有:**挑衅**[41]、**冲动化**[68]、**不认同**[53]、**向受害者认同**[36]、**向攻击者认同**[35]、**移情**[79]、**置换**[19]和**变被动为主动**[64]。经过一系列对他防御及情绪的面质和诠释后,他现在能更好地理解自己的不妥行为并能抽身而出,最终,他找到了一份新工作并持续下来。

防御机制 vs 防御操作

安娜·弗洛伊德(Sandler & Freud,1983)定义了如投射这样的"防御机制",指出它是一个用来抵抗某种情绪的心智工具,类似使用榔头敲击钉子。"防御操作"是一个更宽泛的术语，它包括其他能动用的机制，例如，用鞋子敲钉子。譬如，作为激发性快感的自慰行为也可以被防御性地用来舒缓抑郁或焦虑(Marcus & Francis，1975)。

甚至更加复杂的行为也可被防御性地使用。举例说，1884 年西奥多·罗斯福的妻子和母亲在同一天去世，之后他便离开纽约市，到达科塔州的荒原里像牛仔一样生活了两年(White House，2002)。可以说，这种行为上的突然变化至少部分出自于罗斯福有意识缓解(防御)严重哀伤的尝试。

再举一个例子，一个花花公子非要他的女性治疗师给他开抗抑郁药，尽管他非常清楚这种药会干扰他的性功能。他的治疗师之后意识到——并对病人作了诠释——其实是病人希望治疗师能借此惩罚他，缓解他对不忠的内疚(Blackman，2003)。也就是说，他服用抗抑郁药的愿望本身是防御性的。

单纯防御 vs 性格防御

有一些防御机制简单且可独立存在，如**理智化**[45]：在一次聚会中，一个人谈论最近读到的一本书来缓解社交焦虑(Slavson，1969)。

性格防御更为弥散、持续且复杂，如优越感，它包括了**投射**[1]、**自大**[63]、**贬低**[50]、**认同**[34]和**分裂**[8]。另一个更为隐蔽的性格防御是承担使徒的角色。很多人都会试图将他们的治疗师奉为无所不知的宗师以逃避痛苦的情绪。

防御的冲突解决特征 vs 发展性特征

大多数防御都被用来管理因精神内部冲突而产生的情绪。但也有一些防御似乎是正常精神结构的组成部分，而不仅仅只是被用来抵御情绪。儿童**内摄**[2]父母早年的安抚和照顾，不仅能缓和(防御)婴儿的情感风暴，而且也会促进儿童发展出情感容受力这一自我力量(Lustman，1966；Tolpin，1971；Kernberg，1975)。

儿童在潜伏期(6—10 岁)认同父母的价值观并不仅仅只是防御对家长惩罚的恐惧，它也协助形成一个重要的心理结构——超我(C. Brenner，1982a)。事实上，人的价值观、理想和批判力(超我)终其一生都会受到认同的影响。在儿童期和青少年期，对老师、教练、媒体人物的认同影响深远。到了成年期，对导师、雇主以及组织机构的认同则可能感染人的价值观。约翰·迪恩(Dean，1976)在自传中谈到了自己在水门事件中的角色,他详细描述了已是成年人的他如何因为对尼克森、霍尔德曼和埃里希曼的**理想化**[49]和**认同**[34]而一步步价值沦丧。

防御 vs 防御

此外,防御也可能将任意心智内容或功能,包括性愿望、敌意愿望、良心谴责和现实感知排除在意识之外。有时候,一个防御也可以防止另一个防御的意识化。例如,一个男人**最小化**[75]他的习惯性**玩笑**[51],而开玩笑其实是不让自己觉察到悲伤的情绪。

格林森(Greenson,1967)曾提出,尽管有些人对治疗产生阻抗,但是他们不承认自己有阻抗。格林森将这种情况称为"对阻抗的阻抗",也指出它通常由防御导致。

> 一名 35 岁男性在他首次访谈中迟到了 20 分钟。到了之后,他道歉说快开始时才想起此次会谈。我尝试诠释说,他的遗忘可能意味着他对甚至来见我这件事都有顾虑。他坚持说迟到只不过是"无意义的错误"。会谈后面,他回忆起对他前任治疗师们的不满和挫败感,而我也借此指出他希望认为忘记和我的预约是无意义的,这样他就不用去体验对我的恐惧、不用担心我也会像他之前的治疗师们那样令他失望。

防御丛

防御通常以组群或星丛的形式出现(另见第四章)。常见的防御丛会出现在如下病理性状态中:

1. 犯罪型精神病态(罪犯和其他反社会个体):**搪塞**[23]、**投射性指责**[5]和**合理化**[42]:

> "我没有杀她。我都不认识她。地区检察官说,只要我承认,我只用坐牢,不会上电椅——就因为这个我才坦白的。而且,被捕让我很不开心,我都不知道说什么……"

2. 边缘性人格障碍：**否认**[6a]、**投射性认同**[4]、**理想化**[49]、**去分化**[7]、**贬低**[50]、**自大**[63]和**分裂**[8]：

"我老公就是个笨蛋！和斯蒂夫完全不同。斯蒂夫太赞了。他完全理解我为何生活中需要两个男人。斯蒂夫告诉我做什么，我就去做，因为我完全同意他。我老公滚边去！这周末我会和斯蒂夫一起过，让我老公照顾孩子！为什么这次就不能是我说了算呢？我怎么会想死呢？"

3. 歇斯底里

a) 表演亚型：**潜抑**[25]、**以一种情绪对抗另一种情绪**[57]、**社会化**[46]、**戏剧化**[67]、**移情**[79]、**自我功能抑制**[48]以及**喋喋不休**[60]：

一个新来访者这样开启她的首次访谈："见到您太高兴了，C 医生！我知道您丈夫是安德森公司的会计。度过这次丑闻一定很艰难吧！好，我的问题？太让人难为情了……我们真的有必要谈这些吗？不过我相信您肯定听过更糟糕的事情……您看起来实在太稳重、太接地气了！"

b) 转换亚型：**潜抑**[25]、**象征化**[20]、**躯体化**[65]：

一个男人和妻子大吵一架之后，手臂变得无力。

c) 恐怖亚型：3a 或 3b，加上**投射**[1]、**置换**[19]、**象征化**[20]和**回避**[61]（见第四章）：

4. 强迫性障碍：**投射**[1]、**置换**[19]、**象征化**[2]、**具象化**[52]、**(情感)隔离**[13]、**反向形成**[11]、**撤销和仪式化**[12]、完美主义、极度准时、吝啬、**理智化**[45]、**合理化**[42]、**对自己和他人过度苛责**[15]以及**判断力抑制**[48]。

5. 抑郁：**将愤怒和/或批评转向自身**[15]、**反向形成**[11]、**口欲期力比多退行**[27]、**自我功能（精神运动和言语功能）抑制**[48]、**激发惩罚**[41]、**向受害者认同**[36]和**认同丧失的客体**[37]。

发展进程中出现

许多防御机制最早出现在某个特定的儿童发展阶段。但在成年人身上,大多数防御可以被同时使用,无论它们起源时期的早晚。换言之,一个成年人可以同时使用**喋喋不休**[60]和**理智化**[45](始于潜伏期)、性交活动(成年生殖期)、**认同理想客体**[34](青少年期)以及**投射性指责**[5](肛欲期)。例如:

> 一个抑郁的男人用花言巧语(**喋喋不休**)哄一个女人上了床(**将性交当作防御手段**),而这是他"更酷"的哥哥以前常做的事情(**认同理想化客体**),之后这个男人感到不那么抑郁了。后来这个女人想一起过夜并一起享用早餐,于是他指责她病理性依赖(**投射性指责和投射**)。

妥协形成或"多重功能原则"

(Waelder,1936;C. Brenner,1982a,2002)

尽管一个防御操作阻碍心智功能的某些方面(通常是一种情绪)变得意识化,**防御本身**也可能获得其他意义,并执行其他功能。例如,如果你**认同**了一个你仰慕的人(一个理想化客体),你同时既缓解了竞争性敌意,又满足了想如同那个人一样的愿望。因此从理论上看,防御除了自身是一个妥协形成(一种复杂的心智结构,它既表达也防御着情绪)的**组成部分**,防御本身也是一个妥协形成。

记得这个原则有助于治疗病人。譬如,你向一个女性患者诠释说,她沉默不语是认同了她的母亲,让她回避对母亲的愤怒。病人回答说,"那我不说话也让你不舒服了,对吧?"这里,她的**认同**(沉默)不仅帮助她回避了敌意,而且也用来激怒你,从这个角度看又表达了敌意。

小　结

防御是一种心智操作,通常被用来防止各类念头、渴望、情绪甚至其他防御浮现到意识中。有时候，一些特定的防御如认同，也可能被用来发展精神结构。当人的自我力量薄弱时，除了信号情绪和创伤性情绪之外，常规情绪也可能会激发防御。防御可能被有意识地使用，也可能被潜意识地使用；防御可能是适应环境的，也可能是高度适应不良的。防御常见于紧急情况，但也可以是长期持续的，如神经症性（焦虑和抑郁）症状中的防御。当防御成群出现时，根据多重功能原则，防御丛可以用来解释许多精神科紊乱的因果关系：防御既被用来解决精神内部冲突，与此同时它们本身也是妥协形成。

记住这些防御操作的基本概念，我们就可以在第二章和第三章中具体来看 101 种常见防御的定义了。之后，我们也会讨论如何在诊断、评估可治疗性、使用支持性和动力性技术以及判断自杀风险中运用防御理论。

表 1.1　101 种防御机制的简明定义　◎　15

表 1.1　101 种防御机制的简明定义

（大致依照发展进程中首次出现顺序）

口欲期(0—3 岁)

1. 投射(Freud,1894；Willick,1993)：你将自己的东西归结到其他人身上。

2. 内摄(Freud,1917；A. Freud,1936,1992；Sandler,1960；Meissner,1970；Volkan,1976)：你形成另一个人的意象。

3. 幻觉(Garma,1969；Arlow & Brenner,1964)：你看见或听到你努力不去想的事情——愿望、评论、幻想或批评——而不作现实检验。

肛欲期(1.5—5 岁)

4. 投射性认同(Kernberg,1975)：该术语有三种常见使用方式：

1)你将自身太多东西投射到另一个人身上,以至于你严重扭曲了对他/她的感知。

2)在另一个人身上激起你体验到的不愉快情绪("同病相怜")。

3)在另一个人身上激起你体验到的不愉快情绪,同时表现得如同曾让你有这样糟糕感受的人那样。

5. 投射性指责(Spruiell,1989)：你不公正地指责其他人给你造成麻烦。

6. 否认(A. Freud,1936；Moore & Rubinfine,1969)：假设你已感知到现实(即现实感正常)：

1)*本质否认*：尽管有压倒性证据存在,仍然否定某个现实。

2)*行为否认*：通过行为象征性地表达出"这糟糕的事实不是真的!"

3)*幻想否认*：维持错误的信念,这样你就不用去面对现实。

4)*言语否认*：使用特定的言语来说服自己某个现实是假的。

7. 去分化(自体—客体融合)(Mahler,1968)：你变成其他人想让你变成的样子。

8. 分裂(Kernberg,1975)：你将某些人视为有着纯粹的敌意(McDevitt,1985),而认为另一些人有着绝对的爱意。或者,你现在痛恨你曾经爱过的魔鬼。

9. 泛灵化(Freud,1913；Mahler,1968)：你给非人类实体赋予人类特征。

10. 去生命化(Mahler,1968)：你看见的那个人其实不是人类,所以你无需担心什么。

11. 反向形成(A. Freud,1936；Gorelik,1931)：你感觉是相反的(例如,你如此友好,都说不出你是愤怒的)。

12. 撤销和仪式化：你违背你的良知(超我)。或者你做一些让你内疚的事情,然后以另一种象征性行为来惩罚自己进行赎罪。

13. （情感）隔离（C. Brenner，1982a）：你觉察不到情绪中感觉的部分。

14. 外化（Glover，1955）：你认为"社会"会来批评你，但其实是你自己感到内疚。

15. 转向自身（Freud，1917；A. Freud，1936）：你对某人愤怒，但是却攻击/残杀自己。

16. 消极主义（Levy & Inderbitzin，1989）：你拒绝合作，居高临下地对待他人。

17. 分隔处理（Freud，1926）：你抑制自己不作联接。

18. 敌意的攻击性（Symonds，1946；McDevitt，1985）：你卷入争斗以隐藏不愉快的感受。

第一生殖器期（2—6 岁）

19. 置换（Freud，1900a；Arlow & Brenner，1964）：你对某个人有某种感受，但将它转移到另一个人或情境中。

20. 象征化（Freud，1900a；Arlow & Brenner，1964）：你给心智功能运作的某些方面赋予非理性意义。

21. 凝缩（Freud，1900a；Arlow & Brenner，1964）：你将迥异但相邻的念头粘合在一起。

22. 幻象形成/白日梦（Raphling，1996）：你有意识地视觉化一个令人愉快或不愉快的场景，你也知道这是幻想。

23. 搪塞（Karpman，1949）：你因为某个原因有目的地说谎。

24. 编造（Spiegel，1985；Target，1998）：你没有意识到自己在说谎以缓解低自尊。

25. 潜抑（Freud，1923；Arlow & Brenner，1964）：你并不想忘记，但却忘记了某些想法。

26. 负性幻觉（Wimer，1989）：你看不到正在你眼前的令人不悦的事。

27. 力比多退行（性心理退行）（Freud，1905，1926）：你害怕性和表现出魄力，因此你变得依赖（口欲）或顽固（肛欲）。

28. 自我退行：这个术语有三种使用方法：

1）干扰某个功能：你的自我功能或自我力量不再工作，这样你就感受不到令人不悦的事情。

2）回退到早期防御机制：你开始使用那些出现在更早发展阶段的防御机制。

3）效率低下的防御操作：你的防御无法关闭情绪，而这种失败通过惩罚你而让你缓解了内疚。

表 1.1 101 种防御机制的简明定义 ◎ 17

29. **时间退行**：你关注更早的时光以逃避思考当前的冲突。

30. **地形学退行**（Arlow& Brenner，1964）：你通过做梦来回避痛苦现实。

31. **压制**（Werman，1985）：你有目的地尝试遗忘。

32. **认同幻想**：你表现得如同你最喜爱的主人公。

33. **认同家长潜意识或意识层面的愿望/幻想**（Johnson & Szurek，1952）：你做你父母不允许你做的事，将他们腐败的愿望见诸行动后受到惩罚。

34. **认同理想意象或客体**（Jacobson，1964）：你按照你心目中的某个伟大人物一样思考和行事。

35. **向攻击者认同**（A. Freud，1936）：你残忍地对待某个人，因为曾经有人残忍地对待过你。你让你不去感受愤怒。

36. **向受害者认同**（MacGregor，1991）：你允许或主动寻找他人来伤害你，就好像变了一个人。你这么做是为了满足某个拯救愿望，或为了摆脱你自身的愤怒或内疚。

37. **认同丧失的客体**（Freud，1917）：你表现得如同某个你失去的所爱之人。如果你一直留着此人的各种遗物并且不去哀悼，那么你就发展出"既定病理性哀伤"（Volkan，1987a）。

38. **认同内摄物**（Sandler，1960）：你让某个内摄物成为你超我的一部分。

39. **诱惑攻击者**（Loewenstein，1957）：你性诱惑或者谄媚奉承某个人以缓解恐惧。

潜伏期(6—11 岁)

40. **升华**（A. Freud，1936）：你参与某种象征性地代表幻想的活动。

41. **挑逗/挑衅**（Freud，1916；Berliner，1947；C. Brenner，1959,1982a）：你使他人和你发生性关系及/或惩罚你。

42. **合理化**（Symonds，1946）：（通常发生在否认某个现实之后）你找各种开脱借口以缓解紧张。

43. **穷思竭虑**：你"过度分析"、"转轮般高速运转地思考"以试图解决问题。

44. **对抗恐惧行为/逆恐行为**（Blos，1962，1979）：什么让你害怕，你就做什么。

45. **理智化**（A. Freud，1936）：你对某个特别的行为理论非常感兴趣。

46. **社会化与保持距离**（Sutherland，1980）：你使用自己的社交技能让自己不去关注痛苦的想法。

47. **自我功能的本能化**（Hartmann，1955）：你给某种自我功能赋予象征含义（例如，"洗碗是女人的事"就是不合理地将某种特定工作和性别联系起来）。

48. 自我功能抑制(Freud，1926)：你本能化的自我功能和内疚冲突，因此你关闭掉这个功能(例如，你无法阅读，因为阅读现在被你等同于忌讳的性活动[Anthony，1961])。

49. 理想化(Kernberg，1975；Kohut，1971)：你因为如下原因过度地抬高某人：

1) 自恋(Freud，1914a)：以缓解对你自身不足的羞耻。

2) 自恋(Kohut，1971)：你将某人和你过高估计的自体意象融合("自体客体")。

3) 爱：为了不体验失望。

4) 移情(Freud，1914b)：他们就好像你小时候了不起的父母。

50. 贬低：你看不起某个人以保全自己的自尊感。

青少年期及之后——第二生殖器期(13—20+岁)

51. 幽默(Zwerling，1955；Vaillant，1992)：你通过开玩笑来回避痛苦感受。如果你感到极度焦虑，你也会变得轻躁狂(Lewin，1950；Almansi，1961)。

52. 具象化(Blos，1979)：你不再使用自己(其实是有的)的抽象思维能力；你埋怨"化学物质不平衡"或想找到某种病毒(以解释你的心理问题)，借此回避思考让你不快的人际关系。

53. 不认同(Greenson，1968)：你努力不成为你某个家长的样子。

54. 团体形成(Freud，1921)：你让自己身处某个团体中以抵抗性冲动。

55. 禁欲主义(A. Freud，1936)：你回避和人的接触。

56. 同性客体选择：你同性的"哥们/闺蜜"缓解了你对异性性刺激的恐惧。

杂类

57. 以一种情绪对抗另一种情绪(Ackerman & Jahoda，1948)：你关注某个情绪以此来回避另一种情绪。

58. 高度抽象化：你滥用各种理论。如果你同时还否认和重构现实，那么可能你有精神病性问题。

59. 缄默：你不再讲话以避免被发现。

60. 喋喋不休：你讲话太多，但还没有到病理性赘述或言不及义的地步。

61. 回避：你避免一些情景，因为它们会引发你的内心冲突。

62. 被动：在攻击面前，你自动采取了顺从、屈服的态度。

63. 自大/全能(Freud，1913；Kohut，1971；Kernberg，1975；Lachmann & Stolorow，1976；Blackman，1987)：你是上帝送给地球的礼物，你有特殊能力。

表 1.1　101 种防御机制的简明定义　◎　19

64. 变被动为主动:"你解雇不了我;我辞职!"你控制(他人)对自己的伤害。

65. 躯体化(Kernberg, 1975; Deutsch, 1959):你关注自己的身体以回避和口唇、性或攻击冲动相关的冲突。

66. 正常化(Alpert & Bernstein, 1964):尽管已有明显的病理表现,你还是说服自己是正常的。

67. 戏剧化:你在言语中倾注情感以缓解对被人注意到的冲突。

68. 冲动化(Lustman, 1966):你使用性、进食或攻击性来缓解紧张或不愉快的情绪。

69. 物质滥用(Wurmser, 1974):你使用物质混合剂来平复不愉快的情绪。

70. 黏附(Schilder, 1939):紧紧抓着某个拒绝你的人不放。

71. 哀怨:不停抱怨,但却看不见自身想得到照顾这一愿望中的婴幼儿特征。

72. 假性独立:你成为孤侠,不允许任何人帮助你。

73. 病理性利他(A. Freud, 1936):实为投射和向受害者认同:你否认自己的口欲冲动,将其投射到有需要的人身上,然后获得代理性滋养。

74. 心理操控(点煤气灯)(Calef & Weinshel, 1981; Dorpat, 2000):你导致某人心智紊乱或让他们认为自己疯了。

75. 最小化:你意识到某个痛苦的现实,但是却大事化小。

76. 夸大(Sperling, 1963):你小题大做。

77. 泛化(Loeb, 1982):为了不憎恨某个特定的人,将其视为某个邪恶团体的一员。

78. 重构现实(Freeman, 1962):你在否认某个现实后重建了新的情境。

79. 移情(Freud, 1914b; A. Freud, 1936; Loewenstein, 1957; Marcus, 1971, 1980; Blum, 1982):你将对过去情境和关系的记忆迁移到当前某个人身上。之后你要么使用旧有的防御来忘却过去,要么通过象征性重历一遍或更改结局来掌控它。

80. 解离:(1)你忘记自己(人格中)某些完整的部分。如果你还给它起名叫"Butch",那么你可能有精神病性问题(Frosch, 1983; Gardner, 1994)。(2)你让某个人来定义你,然后拒斥他/她的想法(Whitmer, 2001)。

81. 恐光(Abraham, 1913):你回避光亮以回避你的偷窥(窥阴)冲动。

82. 情感淡漠(Greenson, 1949):你对于参加某项活动没有特别的兴趣。

83. 恐吓他人——霸凌(Knight, 1942; Blackman, 2003):你让其他人时刻警惕以此来缓解你自身的焦虑。

84. 补偿不足(Ackerman & Jahoda, 1948):你排挤那些比你整合度更高的人。

85. 心因性抽动（Aarons，1958）：通过肌肉抽搐来缓解紧张/愤怒。

86. 内省（Kohut，1959；Fogel，1995）：你关注于内心沉思，以此来缓解紧张感或规避外部现实。

87. 有保留的同意（Abend，1975）：你部分地同意，以此来回避表现得叛逆。

88. 自我弱点的本能化（Blackman，1991a）：你将自己在情感容受力或冲动控制力方面的薄弱归结为性别使然（男性或女性）。

89. 不真实（Akhtar，1994）：你也许是习惯性地假装。

90. 超理性（Spruiell，1989）：你使用次级过程来逃避情感。

91. 含糊其辞（Paniagua，1999）：你隐藏细节。

92. 超唯美主义（Paniagua，1999）：你置身于真善美之中，以此来躲避现实或情绪。

93. 油滑：你顺畅地表达，但其实说的并不是你的真实想法。

94. 躯体暴力（Glasser，1992）：你"报废了客体"，终止了你的恨意。

95. 向受伤客体认同（Kitayama，1991）：你模仿你认识的（有时也是爱着的）那些受伤者。

96. 形式退行（Freud，1900a；Blum，1994b）：你不再使用逻辑的、以时间为导向的思维。

97. 高度警觉：即使在完全没有必要的时候，你也时刻警惕着。

98. 时间上置换到未来（Akhtar，1996）：你想象"要是那样……就好了"或"总有一天……"

99. 疲劳：尽管你没有身体上的疾病，但是你感到疲劳。

100. 直率（Feder，1974）：你表现诚实且耿直，但这其实掩饰了你的真实想法和感受。

101. 将自我批评转向客体：你批评其他人，而不是责怪自己。

补充：性格防御

102. 工作狂

103. 懒惰

104. 病理性乐观

105. 病理性悲观

106. 轻躁狂

107. 考试成绩拔尖

第二章　性心理口欲期、肛欲期和第一生殖器期中出现的防御

让我们先来重申一下基本准则：**防御是将不愉快情绪的组成部分从意识觉察中移除的心智操作。**（"情绪"[affect]是指某种"情感"[emotion]的精神分析术语）

在阅读接下来各种定义时要记得，通过让情绪的某些组成部分变成潜意识，**任何防御都可以用来缓解任何情绪。**此外，大多数时候你都会发现**成组的防御共同起作用。**

另外也要记得，要想获得心智运作的完整图景，除防御之外的其他领域也需要评估，例如，驱力活动（进食、性和攻击性）、情感体验（焦虑、抑郁、内疚、羞耻、快乐、愤怒）、超我活动（自我惩罚倾向性、价值观、理想、可靠性、守时程度、责任心）、自主性自我功能（整合、逻辑思维、言语、感知、现实检验、抽象、自我观察、判断、兴趣爱好和技能[自我兴趣]）、自我力量（情感容受力、冲动控制力、幻想涵容力）（见附录2）以及客体关系能力（共情、温暖、信任、身份同一性、亲密能力和维持关系稳定能力）（见附录3）。

病理性心智症状（如幻觉、恐怖、强迫行为和躯体转换）之所以会发生是因为驱力、情绪、超我、自主性自我功能、自我力量、客体关系和防御彼此间产生冲突。最终各种冲突形成的共同解决路径就被称为"妥协形成"。就心理问题而言，我们讨论的是"病理性妥协形成"（C. Brenner，2002）。在后面的章节中，我们会更多讨论妥协形成（又见第一章）。

在后文举的很多临床案例①中，不仅仅只涉及一种防御；但是，我尽量选择最能突出正在讨论的防御的例子。在下面的列表中，防御的排序大致上是按照它们最早出现的性心理阶段而定。但是，这些防御首次出现的性心理阶段结束后，并不意味着这些

---

① 【原注】所有案例中可识别信息要么被移除，要么被高度掩盖。

防御也会一起消失。事实上，成年人会使用各种防御的任意组合。我试图以一种轻松的、而且通常是第二人称的口吻来描述这些防御（例如，**向攻击者认同**指的是**你**对其他人做那些**你曾经遭遇**的事），因为我发现这样讲述对于读者和作者来说都更为容易理解。

口欲期(0—3 岁)

1. 投射(Freud 1894；Willick, 1993)

你将自己的情绪、冲动或愿望归属于（你心智表征的）其他人，扭曲了你对他人的感知。

如果现实检验功能也有缺陷，那么结果就是"精神病性投射"。投射由于自体—客体分化的缺陷而加重。"偏见"部分就源自人们将自身不喜欢的特点投射到另一群人身上所致[①]。

> 病人 D 女士报告说，她认为老板昨天在生她的气。她解释说，此前老板让她准备一份备忘录，弄好之后立刻交给他。但由于她那天本来就有很多任务，所以要及时完成这个活儿就变得困难了。当天比她预期更晚些的时候，她才交付了备忘录。尽管老板没有对她迟交表达明显不满，但她整晚都睡不着觉，担心她让老板生气了。
>
> 对此进行简短讨论后，就发现其实是她在生老板的气，因为她感到老板明明知道她有很多工作要完成，还提出这种不合理的要求，期待她快速写完备忘录。她将自己的愤怒投射给老板，之后想象老板对她愤怒。

小提示

在对病人治疗中，最好是尽早面质投射，让他们理解投射的发生。否则，他们头脑中会持续存在大量扭曲的感知，尤其是关于你——治疗师的扭曲感知。例如，一个病人在治疗开始时问你，"今天过得不愉快吗？"你可以回答说，"可能你今

[①]【原注】其他促成偏见态度形成的防御包括：**贬低**另一个群体；**认同**有偏见团体的领导者或其他成员；**泛化**被投射的批评；现实检验功能**退行**；以及将竞争性敌意**置换**到有偏见团体之外。这些防御将在后面论述。

天过得不愉快,但也许更愿意想是我不愉快。"

更为重要的是,假如有人问你,"你干嘛这样奇怪地看着我?"你即刻的回应应该类似这样:"完全没有。不过,我倒是注意到你看我的神态有些异样。也许你有什么想法或感受,但将它们归结到我身上。"如果病人可以理解这类面质,那么他/她也更适合接受以洞察为主的治疗方法。

2. 内摄(Freud, 1917; A. Freud, 1936, 1992; Sandler, 1960; Meissner, 1970, 1971; Tolpin, 1971; Volkan, 1976)

你使用感知、记忆和整合这样的自我功能来形成对另一个人的意象;也就是说,你看到一个人,记住你看到的,然后组织这些感知觉和记忆。这样形成的"心智表征"(也被称为"内摄物"或"客体表征")可以被用来当作幻想和情绪的标靶。

内摄物通常被视为"精神结构"的组成部分。我们认为,母亲①在婴儿生命第一年提供的安抚照顾以某种方式被婴儿纳入自身(**内摄**),之后婴儿也会一点点继续内摄母亲,以此发展出自我安慰的能力。因此从理论上讲,内摄物协助发展出控制与延迟能力(自我力量),尤其是情感容受力和冲动控制力(Lustman, 1966)(见附录2)。

如果你将内摄作为防御使用(以抵御各种情绪),那么你就变得如同你脑海中另一个人的意象一般。一些分析师将**认同**定义为各种内摄物更为持久的聚合(Meissner, 1970, 1971)。谢弗(Schafer, 1977)则将这些过程的更迭变化作为**内化**去探索②。

Z先生在他父亲暴虐地批评他之后,反复想要自杀。我对他解释说,其实是他对父亲起了杀心,但由于他又依赖父亲,所以将愤怒转向了自身,这进而导致他想要杀死自己。Z也十分乐于幻想由于他的自杀,媒体用羞辱性的新闻标题报道他的父亲,断送了他的政治生涯。不过Z先生同意我的诠释,杀死自己虽然惩罚了自己,但也没给自己满足的机会去目睹父亲的失败,因为此时Z先生已经死了。

---

① 【原注】我使用"母亲"这个术语来指那些照护婴儿、为他们提供母性养育的个体,而不用更为复杂别扭的措辞,例如"主要哺育者和照顾者"。换言之,"母亲"指的是"心理意义上的母亲",无论这个人究竟是谁。

② 【原注】Volkan(1999)近期提出,最好是能停止使用这些彼此含义重合的技术性术语,而使用更为通俗的表达方式,例如"吸收"、"变得像……"或"表现得像……"。

几周后的一个周一，我过完周末回到办公室，发现 Z 先生在电话答录机里给我留了信息："布莱克曼医生，都赖你我现在才活着。我父亲又贬低我了，所以我到车库坐进了车里，正准备打火。然后我想到你可能会说，仅仅是因为我对父亲生气就这样伤害自己是'愚蠢'的。回头见。"

在这个情境中，我对 Z 先生**转向自身**这一防御的动力性解释只是部分有效。他并没有完全整合我的诠释。不过，他保持着对我的**内摄**，记得我对他说过杀死自己是徒劳无益的。我的内摄似乎警告他不要做任何"愚蠢"的事情，并向他确认，不像对他父亲那样，他的生命对某些人（如我）是有价值的。（相较于动力性诠释而言）似乎正是这个正向的对爱护的确认阻止了他的自杀企图。

3. 幻觉（Garma，1969；Arlow & Brenner，1964）

精神病性的人不仅会看见或听见不真实的想法，而且这些念头也代表了那些他们努力不去想的事情——愿望、评论、幻想或批评。而且，他们也无法辨别出他们看见和听见的是他们自己的想法，这是因为他们现实检验、现实辨别、抽象和涵容初级过程（Kernberg，1975；Holt，2002）。这些自我功能都没有正常运作。如果这些人自我功能正常运作，他们也不是精神病性的，那么此时我们就可以使用"幻象"或"白日梦"这样的术语来指代他们的知觉（视觉、听觉）、感觉（味觉、嗅觉、触觉）、想法（命令、凝缩的幻想）、良心谴责（批评）和记忆（听觉、视觉）。

肛欲期（1.5—5 岁）

4. 投射性认同（Kernberg，1975）

该术语有三种使用方式：

1. 你在另一个人身上看到很多你自己的东西（如性格特质和防御），以致你严重地扭曲了对他/她的看法。

2. 通过行为或态度，在另一个人身上激发起你不喜欢自己身上有的情绪体验（"同病相怜"）。

3. 通过行为或态度，在另一个人身上激发起你不喜欢自己身上有的情绪体验，同时表现得如同那个之前刺激你产生这些不受欢迎情绪的人一样。

UU 女士，一名抑郁的 23 岁单身女性，在描述她和父亲关系问题时，她说她的父亲经常无理地攻击她。在一次治疗小节中，她批评我迟到了一分钟。她说："你就把我当爬虫一样对待！你明明知道因为我父亲如此对待我，我是无法忍受等待的，但你还是让我等！我讨厌你用你的心理技术来操纵我！我要求你给我赔礼道歉！"

在她谩骂之中，我觉得自己遭受了不公平的指控，而且也感到为自己辩解并不会有什么用处，因为她表现得十分无理。幸运的是，我意识到我的情感反应可能是对她的**投射性认同**的回应。于是我对她说："我现在感到我好像遇见了你的父亲。"

我这个评论基于我认识到她成功地**让我也感受到**当她父亲无理指责她时，她无法为自己辩护的感受。之后的分析工作表明，她之所以这么对待我的一个动机是为了缓解（防御）恐惧，因为她害怕我可能无法理解她的感受。通过给我也注射了无助且愤怒的状态，她就能知道至少还是有人经历了她所经历的感受。此外，还存在其他的防御，如**向攻击者认同**（她对我做她父亲对她做的事）和**置换**（将她对父亲的愤怒转向我）。但投射性认同似乎是最有害的，因为它会强化不信任，所以我决定最早诠释它（见第五章）。

小提示

有些人在治疗中的行为或表达方式会让你发现你很不喜欢他们。阿赫塔尔（Akhtar，2002）将这个特征收入自杀高风险人群的危险信号列表中——见第八章。你可以推测，他们可能让你感到了他们对自己的感受，但是你还需要验证你的假设，因为毕竟它基于归纳推理。一个处理这类问题的好方法就是说类似如下的话："我有一种感觉，你好像想控制自己，这样你就不必评判或愤怒了。你觉得呢？"

---

5. 投射性指责（Spruiell，1989）

你为某些令人不悦的事情负有责任，但是你指责另一个人，而不用感到是自己不负责任或疏忽大意。

晚上九点半，一位父亲从书房刚上好网出来，看到儿子正顾着玩任天堂游戏，却还没完成作业。父亲带着责备的语气问母亲："为什么吉米还没做完作业？"而刚刚结束和一个客户冗长通话的母亲反唇相讥："我刚才忙着呢！你怎么不让他去做作业呢？！"

这一机制经常出现在家庭生活中，并且被指责的人也会通过重申某个现实情况来反驳，并加上一句："所以，别赖我头上！"

6. 否认 (A. Freud, 1936; Moore & Rubinfine, 1969)

这是心智不去关注现实的方式。当你说某人在**否认**一个现实时，你也暗示说，假若不是因为使用了这个防御，此人是应该能看到现实的。这在诊断上是一个重要的区分点，有些人现实检验能力有缺损（他们可能是精神病性的），而有些人可以看到，也可以理解现实，但就是不这么做，以此来解决他们的（内心）冲突（他们通常不是精神病性的）。

关于否认，有大量相关的精神分析和心理学文献，还有相关的乡村音乐歌曲[①]。安娜·弗洛伊德描述了这一防御的四种亚型：

本质否认。尽管一个现实的存在有大量证据，但还是否定它。例如，即使面对着压倒性证据，证明二战时期德国纳粹对六百万犹太人、天主教徒和吉普赛人犯下了滔天罪行，一些作者还坚持声称大屠杀从未发生过（Holocaust Educational Research, 2002）。

在临床上经常能看到否认这一防御。重度酗酒者不仅会最小化他们成瘾行为的严重性，而且可能都不让自己意识到他们上瘾了。戒酒匿名协会[②]（Alcoholics Anonymous）在他们帮助酗酒者的初期阶段会使用潜意识防御的理论（该协会称之为一次"干预"），他们会使用各种证据说服酗酒者，让他看到他不仅成瘾了，而且也在否认成瘾这个事实。

伯恩斯坦（Bornstein, 1951）首次指出处于潜伏期的学龄儿童会否认他们的情绪。例如，他们可能会哭泣，但如果问他们是不是感到不开心，他们会说不是。

---

① 【原注】Pam Tillis（2000）唱过一首歌曲，讲的是无法和一个说谎、偷情的男友分开的故事："……大家都叫我克利奥帕特拉[埃及艳后]，因为我是否认女王。"

② 【译注】美国非营利组织，宗旨是帮助成员戒除酒瘾。

行为否认。通过行为象征性地表达出："那个糟心的事实不是真的！"举例说，一对美国夫妇刚刚听闻里根政府警告民众格林纳达岛有武装分子出没，他们就驾驶着船只到达该岛（他们的"行为"）。夫妇二人看到有武装分子在持枪等着他们而大惊失色。他们这才意识到之前的警告是"真的"，于是在美国海军陆战队抵岸之前逃离了那里。

幻想否认。维持着某些错误观念以避免面对那些通常来说是令人恐惧的现实。譬如，"每个人内心都有好的部分，即使他强奸并杀害了一个 5 岁女孩，还是可以从心理帮助中受益的"。

言语否认。通过使用某些特殊的字眼来魔法般地说服自己某个现实是假的。我认为下面这个临床片段可以说明这一防御是如何被一家州立精神健康诊所的预筛选师使用在工作中的。通常来说，预筛选师的工作是在另一名精神健康工作者已经初步判定某个病人会对自己或他人构成危险后，就是否强制该病人住院提供第二医疗意见。

美国各州在多年前建立了预筛选师的职位以保护精神疾病患者的民事权利。但是，我想可能很多人已经从经验中得知，这个系统产生了一个意外弊病，那就是它给被检查的人时间撤回之前关于自杀或他杀的言论。如果预筛选师过于死板地执行入院与否标准，而不严肃地考虑此前临床工作者对病人防御的评估，那么就可能会忽略病人构成的真正危险。就"即刻危险"这一措辞从法律和程序上的强调可能会让一名预筛选师动用**言语否认**的防御。

> 　　Y 先生是一名 48 岁男性，他在和妻子性交中将妻子勒至昏迷，后被一家精神病院收治。妻子在恢复意识后，不顾身上还只穿着睡衣就跑到邻居家求助报警，随后警察赶到，带走了 Y 先生并将他送往医院。
>
> 　　在评估中，Y 先生称，他为袭击妻子而感到抱歉，但这是因为他发现妻子摘了婚戒让他很生气。之后他便执意要求出院，保证不会再伤害妻子，因为他相信她会回到他身边的。但是他的妻子离开了他，而评估的心理学家也预期一旦 Y 先生**幻想否认**（即妻子会回到身边）破灭，他的杀人暴怒也会回归。一名见证了评估过程的护士提交申请以暂时将 Y 先生扣押在医院。
>
> 　　当天晚些时候，当州预筛选师见到 Y 先生的时候，Y 先生拒绝再说那个魔法字眼即"我想要马上杀了我妻子"了。相反，他宣称他为自己做了这样的"蠢事"而感到很难过。预筛选师使用了**言语否认**，完全不在意之前评估的心

理学家在评估报告中已经指出 Y 先生使用**幻想否认**的事实，进而这名预筛选师否决了暂时将 Y 先生强制收治的拘留申请。

　　所以 Y 先生就回了家。之后，他开车到他妻子逗留的岳母家。趁着妻子遛狗的时候，他上前试图说服妻子跟他回家。当妻子拒绝并准备跑开时，他开枪射中妻子背部，当场杀害妻子。后来，他独自躲在一家汽车旅馆的房间中饮弹自尽。

7. 去分化（自体—客体融合）(Mahler，1968)

你成为另一个人想让你成为的样子以回避困难的情绪，这些情绪通常是对丧失的恐惧。

《西区故事》(Laurents，Bernstein，Sondheim，& Robbins，1956)中的主人公托尼就使用了这个防御。尽管一开始他可以明辨事理，但当他爱上玛丽亚后，他得知玛丽亚反对他为防止帮派混战而给对立帮派安排的"公平决斗"。为了不失去玛丽亚的爱，他放弃了自己的身份认同而变得如同玛丽亚，理想化地认为爱可以战胜一切暴力。这一防御的使用让他取消了"公平决斗"，并试图让对立帮派彼此相爱。讽刺的是，这种不现实的态度不仅致使他最好的朋友死亡，最后也让他自己命丧九泉。

去分化可以和**被动**(vs. 攻击)及**向攻击者认同**同时运作。当出现这种情况时，一个人会更容易受到一个狂热崇拜组织首领的操纵。

8. 分裂(Kernberg，1975)

罹患精神病或有着边缘性人格组织的病人倾向于将一些人视为有着纯粹敌意(McDevitt，1985)而另一些人是绝对善良的。（相较于边缘性个体，精神病性病人在现实检验、与现实关系和整合上的受损程度更严重）这些精神紊乱的人会将每个内摄物"分裂"为两半——一半有着纯粹爱意，另一半怀揣着纯粹恨意和摧毁性——之后他们会把其他人体验为只包含爱的那部分或只包含恨的那部分。因此，分裂者通常只将爱或只将恨归属于某人，而看不到大多数人潜在地都拥有爱和敌意的特征。

在下面这首儿童诗中，可以看到**分裂**和**投射**的使用：

　　　　小女孩是什么做的呀？糖果、香料和一切美好的东西！

　　　　小男孩是什么做的呀？蛇、蜗牛和小狗的尾巴！

在另一种变化形式中，一些边缘性人格者和精神病性病人会**分裂**对一个人的内摄物的所谓"好的"和"坏的"部分，这样他们就会在同一个人身上见到两个极端，只不过是在不同时刻而已——今天这个人是绝妙的天使，明天就变成邪恶的魔鬼。科恩伯格（Kernberg，1975）详细描述了有边缘性人格组织的人如何使用分裂来防御由于识别出另一个人作为（整合的）"完整客体"而有复杂特质时引发的焦虑[①]。

小提示

当病人在你还没有作出治疗性干预之前就称赞你的治疗能力时（**分裂＋理想化**），你需要警惕。很快，你就会变成一个骗了他们的卑鄙蠢货（**分裂＋贬低**）。当你遇到这样的防御时，最好能尽快对其进行诠释。例如，你可以说："你也许希望我就像史密斯医生说的那么杰出，我想这可能是因为你对我有些担心，其实我并没有他说的那么好。"

9. 泛灵化 (Freud, 1913; Mahler, 1968)

将人类特性赋予非人类实体以防御对人的悲观失望。这种人会给他的宠物石块洗澡，对他养的花草甜言蜜语，和炉子争执，还会躲避电视机。

尽管这个机制突出展现在有精神病性问题的成人身上，但它也普遍见于正常儿童——他们会给自己的娃娃或动物玩偶赋予活人的特点。数千年来，许多宗教也给非生命物体和偶像加诸了生命性。直到今天，即使在西方社会，很多人也会去见灵媒，并出于对哀悼的防御而相信水晶球可以和逝去的爱人"沟通"，或以他们的口吻讲话。

10. 去生命化 (Mahler, 1968)

如果人们不把你当作人类看待，那么他们也不必去担心是否要信任你。

一位治疗中的男性病人告诉我说，他不喜欢在办公室外看到我，因为这让

---

① 【原注】科恩伯格（像雅格布森[Jacobson，1964]、马勒[Mahler，1968]和科胡特[Kohut，1971]等人一样）也使用了弗洛伊德的"经济理论"和"客体灌注"，将**分裂**和性与攻击驱力愿望的"去融合"关联起来（**A. Freud，1956**）。这一理论非常复杂，本质上讲摒弃了当链接所爱之人时，性和攻击性共同形成妥协形成的惯常潜意识方式。本书无法详尽阐述该理论的各种变化形式，并且这一理论在精神分析师之间也存在争议，也有一些反对科恩伯格的观点（**Abend，Willick＆Porde；1983**）。

他意识到我"是个真人"，而对他而言，这也意味着我是不可预期、挑剔苛刻的。他更愿意视我为"差不多是医生的玩意儿"，而非一个有生命的现实中的人。

这一机制常见于精神病患者以及有严重自恋性人格障碍的病人身上。

有意思的是，将敌方去生命化也发生在战争时期。二战时，同盟国会称日本人为"黄祸"（Yellow Peril）。电影《天涯知己》（"A Majority of One"，LeRoy，1961）对这个防御——即视敌人为非人类——的变迁有着精湛的刻画。电影故事发生在二战结束后不久，一位在战争中失去一个儿子的犹太裔美国寡妇被一个在战争中失去亲人的日本男人追求，而她最终也爱上了这个男人。

11. 反向形成（A. Freud, 1936; Gorelik, 1931）

你将一件事变成它的相反面。常见的例子是，你特别和善，都不能告诉对方你生气了。

> 一个男人一边笑，一边描述自己的儿时记忆：他妈妈满屋子追着他跑，想拿电线打他。在他描述母亲对他的躯体虐待时，他并没有觉察到对母亲有任何愤怒，也没有感到丝毫内疚。
>
> 他曾经对母亲感到过愤怒，但后来又意识到他其实也感到过对这份愤怒的内疚，毕竟他知道母亲也是想让他能区分好坏。由于愤怒和内疚之间的冲突，他使用了好几个防御，包括**情感隔离**（不去感受自己的愤怒和内疚）、**幽默**（对虐待一笑了之）以及**反向形成**（感到对母亲的爱而非对她的恨）。

完美主义、极度准时以及吝啬中都包含了**反向形成**。有这些特质的强迫性人格者常常怀揣着潜意识叛逆的渴望（粗俗无礼）、口欲依赖愿望（懒惰和贪婪）以及严苛的自我批评（易怒）。反向形成的机制导致他们走向另一面，变得过度礼貌和准时、工作卖力且悭吝或异常镇定沉着。

由于他们在愤怒和自我批评方面的冲突，一些强迫性人格者可能会被那些玩"守时礼貌游戏"的精神病态者欺骗。诚实、有爱心的朋友因为迟到或不完美而被拒绝，因为完美主义者的防御遭到干扰时会变得愤怒（并感到被得罪）。

对病人"友好"有时可能也包含了反向形成，尤其是在治疗师本该觉察自己的恼怒时。

　　防御性友好成为一位治疗师 X 医生在治疗 A 先生时突出的机制。X 医生顺从了 A 先生服抗抑郁药的要求。尽管她对 A 先生就服药问题的软磨硬泡感到十分厌烦，但她在对他的治疗中并没有意识到这点。在督导过程中，X 医生觉察到她其实在使用**反向形成**以及其他一系列防御，而由于她在 A 先生要求服药问题上的让步，A 先生现在因用药出现性功能障碍，这其实并没有那么"友好"（Blackman，2003）。

　　事实上，由于 X 医生服从了 A 先生的要求，她就不用再感受对他的报复性敌意。

12. 撤销和仪式化

撤销可以指你违背自己的良知（超我），让自己不再受自身道德的约束。例如，一位大一女生在兄弟会聚会上和一个男人发生性关系，以证明自己不再是高中时期那个自以为是、一本正经的女孩。

撤销还常见于强迫性仪式中，此时你和自己的良心挣扎，先象征性地做一些让你感到内疚的事情，然后再以另一种象征性行为来惩罚自己获得赦免。有时就会称第二个行为魔法性地"撤销"了第一个行为。

　　一个九岁的男孩坚持要在睡前洗漱后擦干净水龙头。之后他又会反复检查水龙头以确保没有在滴水。在治疗中我指出，他好像在保护自己什么，男孩回答说其实他是在保护家人，特别是他妈妈，因为他妈妈不会游泳，而滴水的龙头可能会淹了入睡的一家人。我们之后发现，当他反复检查水龙头时，他其实是在通过"撤销"来回避内疚，从象征层面来说，他撤销的是他对苛责母亲和被动父亲的谋杀性感受。

13. （情感）隔离（C. Brenner，1982a）

你将情绪的感觉部分从意识觉察中移除（而你并不知道自己在这样做）。（情绪的思维内容可能还保留在意识中。）

　　一个女人就事论事地告诉你，她丈夫三年来都没有和她有过性生活。他每天早上 5 点出门，半夜 11 点回来，并喝一杯马丁尼。他不见自己的孩子，也不见妻子，而是直接就去睡觉。尽管这个女人平淡地描述说这让她"略有不适"，但其实她并没有意识到她对自己只言片语描述的羞辱和剥夺感到的不愉快感觉。

14. 外化 (Glover，1955)

一种特殊的投射形式，你体验到自己心智的一部分属于你自己"之外"。你可能认为某人或"社会"会来谴责你，但事实是你自己感到对自己的批评。

　　临床上，这种机制作为对治疗的阻抗极为常见。很多人来治疗的时候就对某些事感到内疚。他们常常会使用这样的措辞："你可能会认为我是个特别糟糕的人"或"你可能会告诉我说我疯了"，然后揭露出部分令他们难堪的行为。此时治疗师的回应应该遵循如下思路："听起来你期待我会像个严格的良心一样。也许你正感到对自己的批评，所以你也预期我会批评你。"

> **小提示**
>
> 　　治疗初始，病人常常在变得**缄默**[59]之前先**外化**。他们可能会认为你将会、或者已经对他们颇有微词了；病人这一幻想的基础是他们将自身超我部分**外化**到你这里。治疗初期，最好是能关注到这个防御的使用，因为它会引发对治疗极大的阻抗，但与此同时，这个防御又高度具备可解释性，可相对容易地化解（Glover，1955）。
>
> 　　此外，如果病人自我批评，要注意不要立刻就尝试通过安抚、说服他们其实没必要如此苛责自己（支持性技术）来缓解他们的内疚；换言之，说如下的话可能并不是个好主意："哎，你其实真的没必要为那件事感到内疚！"要记得，他们感到内疚的事可能真的是一些残暴的行为——他们体验的内疚不一定是夸张的。
>
> 　　对**外化**这个防御的诠释可以帮助病人理解他们如何**抵御**内疚进入意识。当这个理解被有意识地整合后，他们可能会决定是否停止做那些让他们感到内疚的事。或者，他们可能会判断出他们的内疚并不合理，他们其实应该允许自己去从事那些引发内疚的活动。

15. 转向自身 (Freud, 1917; A. Freud, 1936)

有自杀倾向的人不想感受对其他人的暴怒。相反，他们将暴怒转向自己。

有一次我用西班牙语和一位来自墨西哥、有自杀倾向的女性进行面谈，我对她诠释说，她的自杀意念是一种防御性的将愤怒转向自身，因为她不允许自己对前夫感到愤怒。当时我用西班牙语对她说："我认为您想要杀死自己是因为您不想去想对他的愤怒。"她回答说："不，医生，我可不只是愤怒。我是盛怒；不对，应该是狂怒；不对，应该是大动肝火、怒不可遏！（此处她使用了西语中最高级别表达愤怒的词语，这个词的词根和"胆汁"的"以太"相关——该词没有英文中对应的词语）"。

小提示

几乎所有的自杀企图和许多有自杀意念的案例都会牵涉到将愤怒转投自身（见第八章）。跟任何怀有自杀想法的人去讨论这种防御机制都将很有价值。

16. 消极主义 (Levy & Inderbitzin, 1989)

你拒绝合作，这让你不必接近其他人。

一个 42 岁的男性来找你咨询，因为他母亲"强迫"他过来，甚至亲自开车送他来。他感到他"很快"会杀死自己，但不愿意说出什么时候或以怎样的方式进行。当你建议他接受精神科住院治疗时，他断然拒绝。你向他指出，他刚刚威胁要自杀，他改口说他其实不是那个意思，而且也不认为"今天"他就会自杀。你建议他服药，但是他说他不想服用任何药物，而且也不想见任何精神科大夫或其他治疗师。

17. 分隔处理 (Freud, 1926)

你抑制自己不去作关联（不去整合），因为把事情组合在一起就象征着一些可怕的情况。这种对整合的**抑制**（一种防御，见48）和整合功能缺陷不同，尽管两者看起来可能类似。

一位 28 岁的女性病人 W 在异性恋关系上遇到问题。在一个治疗小节中她汇报说，她邀请了一个约会对象在午夜裸泳。之后从游泳池返回她的公寓后，这个男人想要和她做爱，而 W 为此大惊失色。她为自己通过拒绝和这个男人发生性关系，并"表达了自己的感受"，而"感觉良好"，这个男人也没有纠缠就离开了。现在病人期待她的治疗师可以为她能为自己发声而感到欣喜。

治疗师对 W 女士和男性交往的方式感到担忧，但不确定该如何在技术上处理这种情况，于是在和我的督导中呈报了该案例。我建议她让 W 女士注意，她不去整合和一个她没打算与之发生性关系的男人裸泳这件事，毕竟一个男人很可能就把这类邀请理解为做爱的前奏。我认为这个面质可以澄清 W 女士到底是有整合缺陷还是使用了分隔处理这一机制。

我的观点是，如果 W 女士听到这样的面质后，攻击治疗师就和她约会过的男人一样，"满脑子里就只有性"，那么她很可能有某种整合缺陷。在这种情况下，使用支持性治疗方法，表达对她关于男人和性的迷惑及愤怒的理解，不进行更多诠释，也许是最好的治疗选择。此时，治疗师也可以表扬 W 女士立场坚定，并建议她以后如果不打算和一个男人发生什么的话，就不要再和男性裸泳了。

但是，我感到如果 W 女士被这样的面质所震撼，并表达不能理解自己为何会做这样的蠢事，进一步质疑自己的动机并能看到她的行为并不是很有组织性，那么治疗师此时可能面对的是**分隔处理**这一防御。

一周后，治疗师在督导中报告说，她的面质促进了 W 女士更多地使用观察性自我。W 女士意识到，她对自己的性冲动感到内疚，所以只是（通过裸泳）用行为部分地去满足。同时，借助**分隔处理**她又缓解了自己的内疚：区别对待她的行为和她的性愿望，而这也帮助她维持对性愿望的**潜抑**。此外，他们也理解到，W 女士将自己的性愿望**投射**，怪罪到约会的男人身上。

时光荏苒，治疗师后来汇报说 W 女士对自身的妥协形成有了更多的洞察，这也大幅提高了 W 女士的判断力。

18. 敌意的攻击性(Symonds, 1946; McDevitt, 1985)

在"目的指向"(purposive directedness；McDevitt, 1985)上的挫败引发敌意攻击。

此时敌意被用来抵御不愉快的感觉和想法。

　　一位29岁的男性在治疗中难为情地承认,一次他妻子穿着性感睡衣上床,他愤怒地嘲讽她"穿着妓女装就来了"。这个评论让妻子十分不开心,她下了床,自己一人去睡客房。

　　我们的分析展示出,他对妻子性邀请的敌意回应其实是潜意识中想把她推远。也就是说,他的**敌意**事实上确实将妻子推远了,但这种敌意被用来当作防御,以抵御他对亲密、对自己性表现的多重焦虑。

第一生殖器期(2—6岁)

(Galenson & Roiphe, 1971; Parens, Pollock, Stern, & Kramer, 1976; Parens, 1990)

19. 置换(Freud, 1900a; Arlow & Brenner, 1964)

你对某个人产生某种感受,但现实层面上你在另一个人那里体验到这个感受。

　　一个女人的11岁儿子把历史课本落在了学校。她立刻冲着儿子喊说:"你就跟你爸一样,总是丢三落四!"

这个女人长期以来积累了对丈夫粗枝大叶的很多不满,她将之**置换**到了儿子身上。

20. 象征化(Freud, 1900a; Arlow & Brenner, 1964)

你赋予心智功能运作的某些方面以特殊(有时也是非理性)的意义。例如,你现实中害怕开车过桥,因为这一方面代表了你想要离开丈夫的愿望,另一方面它也是因这种敌意——抛弃愿望而产生的对惩罚(死亡)的内疚性恐惧。之后,你梦到你裸体在法国里维埃拉①,和一头驴用一双丝袜拔河。这个梦境的象征中包含了一个你想驱除的想法,那就是你的丈夫在性方面是头蠢驴。

---

① 【译注】法国和意大利之间的一块海滩区域,是著名的旅游胜地。

21. 凝缩（Freud, 1900a; Arlow & Brenner, 1964）

你以非理性的方式将各种毗邻或象征性的念头、图像、客体表征或心智功能粘合在一起。

> V 先生在治疗师的停车位上看到一辆雷克萨斯，便假设这辆车是治疗师的。当他见到治疗师后，说："我喜欢你的车。是雷克萨斯，对吧？"

这就是一个凝缩。V 先生由于负性（敌意）的父亲**移情**（V 先生的父亲是个贪婪的人），认为治疗师很有钱。V 先生也假设驾驶雷克萨斯汽车的人一定很有钱，因为一辆新款雷克萨斯相当昂贵。之后，他将两个想法合并在一起，得出结论认为车属于治疗师。在得出这个结论的过程中，除了凝缩，V 先生还使用**社会化**（讨论汽车）和**反向形成**（在车的问题上表现得友好而非具有竞争性）以避免让自己觉察到对治疗师的负**移情**。

22. 幻象形成/白日梦（Raphling, 1996）

你有意识地想象一些事情，但知道这都是幻想。这个幻想（或白日梦）也许可以满足愿望，让你远离痛苦的现实或是缓解内疚。

> 一个女人报告说她经常在脑海中"看到"一片春天里令人心旷神怡的"新鲜"绿地。后来得知，这是在防御婚外生子的羞耻，她把这件事当作她"肮脏的小秘密"。她恨这种羞耻和愤怒的感受，因为当初她正是在一片绿地中进行不加防护的性活动导致了怀孕。

雷尼科（Renik, 1978）提到过魏因谢尔（Weinshel）的一个案例：一名女性病人出现了一个错觉，她觉得办公室墙上挂的日本画中的人像裆部有一块凸起。这个幻象保护她不会感到因对她男性分析师阴茎的好奇而产生的羞耻。

23. 搪塞（Karpman, 1949）

有意识的、算计的说谎。这一非常普遍的机制常常被精神卫生临床工作者低估。说谎是犯罪者的特征，这些人除了说谎外，还常常使用**投射性指责**和**合理化**。

但除此之外，我们也经常看到前潜伏期儿童、青少年或尴尬的成年人防御性地说谎。一些社交中常用的小借口（例如，"抱歉我们聚会来不了了"，"我们找不到人看孩子"）常常为道德所许可，甚至家长还会教给孩子以保护他们不遭受社会排挤。如果在社交情境中人们直白表达"真实感受"（即他们负面的想法和观点），那么他们可能会导致他人的自恋受损（冒犯他人）。换言之，根据不同情况，说谎可能是高度具有病理性的，但也可能是一个"正常"（具有适应性）的防御。

法国剧作家莫里哀（1666/1992）在其作品《愤世嫉俗》（The Misanthrope）中就玩味了这些区别。在费南特（Philinte）刚说完你应该对那些礼貌待你的人也礼貌对待，他的朋友阿尔塞斯特（Alceste）就争辩道："……我谢绝这种过度殷勤的友好，它不做任何区分……所有人的好朋友绝不是我的朋友。"（Moliere，1992）

费南特回答："……但如果你生活在一个社会中，最好还是遵守约定俗成，表现礼貌。"阿尔塞斯特回嘴道："……我们的感受绝不应躲藏在虚幻的赞美之下。"费南特于是开始说教："在太多场合，坦率直白反而会变得滑稽可笑、不被许可……最好还是藏起你的内心感受。难道跟一千个人都直言，你对他们的真实看法是合适恰当、深思熟虑的吗？当你遇到一个你憎恨或讨厌的人时，难道你要直接告诉他吗？"阿尔塞斯特回答："是的！"（Moliere，1994）。

小提示

有的人说谎时体验不到任何羞耻或内疚（它们属于超我功能运作）。如果是这种情况的话，他们通常是无法被治疗的。但是，如果病人有超我功能运作，搪塞就可能是一种防御，抵抗的是超我焦虑，而这部分是可以被诠释的。这样，也许可以纠正其超我的扭曲。

我曾经在评估中面质过一个十岁男孩，告诉他我知道他说自己在学校表现不错是说谎（他已经离异的母亲此前告诉了我相反的情况）。他微笑着承认我"逮住"（get）他了，然后坦白说他就像他父亲一样，而这位父亲目前正因为一些涉及假冒身份的白领犯罪在坐牢。这个男孩在我的帮助下认识到，他说谎和他对父亲的认同有关，这同时也防御着他因为父亲被"逮捕关押"（put away）而产生的丧失感和愤怒。

换言之，他还没有面对因"父亲犯罪而被捕并与他分离"这件事对父亲的愤怒。相反，他认同了父亲，也当起了说谎者。

24. 虚构（Spiegel，1985；Target，1998）

布莱特（Blatt，1992）这样定义这个机制："……一开始准确的感知觉逐渐迷失在延伸的、非现实的、自大的、个人化的加工和联想中。"他认为虚构的出现与自我缺陷（"非现实"）及防御（"自大"）有关。

更具体地讲，作为防御的虚构表现为自动化地说谎（被潜意识动机所驱动），通常用来缓解与忘记事件细节相关的低自尊感受。自恋性人格，包括"仿佛"人格类型（H. Deutsch，1965），可能会闻名遐迩地编造和虚构。某些特定假冒顶替者的虚假可以说是相当自动化的。但更常见的情况是，**虚构**发生在大脑受损的情况下，如阿尔兹海默症患者，他们的定向力和记忆力出现缺损①。

> 一位患有阿尔兹海默症的 86 岁女性由她的牧师带来接受咨询，因为此前独居的她烧水时忘了关火。她还会在家附近迷路。当我和她讨论这些定向力和记忆力差错时，她说："我没有迷路。大多数时候我就是在散步而已。有时候我会忘记一些小事，那是因为我感到不高兴了。"

她这种对**潜抑**（即她忘记那些不开心的事情）这一精神分析理论有趣的使用其实组合了多种防御：**虚构**（编造了一个她自己都相信了的虚假回答）、**理智化**（使用假理论）和**合理化**（找借口）。

25. 潜抑（Freud，1923；Arlow & Brenner，1964）

你将一个情绪的思维内容部分变成潜意识的（要记得，情绪有两个组成部分——感觉和思维。）你也并不知道你在**潜抑**一些事。相对应地，如果你有意去忘记一些事，你是在**压制**它。

在惊恐发作中，人感到紧张不安、冒汗、心跳剧烈，但他们通常回想不起来引起这一系列反应的那些想法。但是，他们会抱怨"紧张"感。也就是说，焦虑情绪的不愉快

---

① 【原注】在威尔尼克-科萨科夫综合征中（Medical Council on Alcohol，2000；Meissner，1968），虚构常常由严重酗酒导致的维生素 B 缺乏所引发，但可能也有其他类型的脑损伤参与其中（Weigert-Vowinckel，1936）。虚构可能完全由大脑受损所导致，而不一定和因脑损伤引发的情绪及相应的防御有关。

感觉还保留在意识中，但是起到激发作用的思维则不在意识里了①。

　　弗洛伊德在早期（1900a）研究了有躯体转换症状和性紊乱问题的病人，从这些病人那里获得的材料让他得出结论认为，**潜抑**导致那些为社会所鄙视的性想法被忘记，这致使性渴求变成了焦虑。换句话说，弗洛伊德最早提出理论认为潜抑导致了焦虑。但之后（1923，1926）他意识到他把顺序搞反了。焦虑其实由与性或攻击性相关的精神内部冲突所引起，而**潜抑**是人类心灵可用来缓解焦虑的许多防御手段中的一种（Arlow & Brenner，1964）。今天，我们知道**潜抑**可以被用来抵挡任何情绪中的思维、想法的部分，包括抑郁情绪（C. Brenner，1982a）和愤怒。

26. 负性幻觉（Wimer，1989）

　　你看不到就在你眼前的事物，这是因为它令人不开心，或者它象征了某些让人不开心的事。

　　　　一个已经接受几个月治疗的 39 岁男性病人问："墙上那张地图是新的吗？"我告诉他不是新的，他回答："真有趣。我从来没有注意到它。"之后，他由此联想到他非常憎恨去他岳母的家，行程要开车一天之久。这让我有机会展示给他，看不见地图和避免感受到对岳母的敌意有关。

27. 力比多退行（性心理退行）（Freud，1905，1926）

　　由于神经症的原因，你无法忍受与性、与坚持自己主张有关的想法——它们让你感到内疚。所以，你表现得像个孩子，以此避免变得具有生殖性或攻击性。

　　从根本上讲有五类力比多退行：退行到口欲期、退行到肛欲期、退行到第一生殖器期、退行到潜伏期以及退行到青少年时期（第二生殖器期早期）。处于任何一个阶段的儿童，他们的功能运作都可能转变到一个更早的时期。例如，一个已经完成如厕训练的四岁男孩（处于第一生殖器期），可能在一个弟弟或妹妹（令其不悦的）出生后，很快变得又会拉裤子，脾气也很固执了（肛欲退行）。

---

① 【原注】我们知道，想法其实是妥协形成。如果一个处于惊恐中的人因为心悸、呼吸加快而想象自己要死了，那这可能是一个线索，即引发惊恐发作的那个被潜抑的想法包含了对死亡惩罚的恐惧，而死刑惩罚的是充斥着内疚感的敌意或性愿望。另一方面，惊恐发作中正在死去的幻想也可能（同时）由通气过度导致的供氧不足所引发。

一个自恋的男人出现了"中年危机"。为了缓解和衰老及性相关的极度不悦与担心，他开始变得像一个青少年那样思维——这是退行到第二生殖器早期的功能运作水平。他买了一辆"超炫"的阳具模样的车，交了一个年轻的女朋友，还穿了耳洞以取悦她。

有些成年人会滑向渴望口欲满足（抱持、进食或以任性的方式要求缓解焦虑）并抱怨感到"无助"、依赖以及缺乏组织性（所有这些都可能指向边缘性人格组织），他们可能会使用退回到口欲期功能水平的**力比多退行**来规避对性和攻击愿望产生的内疚。

一名 31 岁的已婚主妇因不满自己吃的太多而前来咨询我。她已经增重60 磅，感到不舒服，衣服也都不合适了。她花了相当长的时间解释她各种节食、就诊和锻炼的流程，但所有一切努力都没有成功。我跟她说，我注意到她讲了很多和进食习惯有关的事，但是却没有说她和她丈夫的生活，接着她就沉默了。对她沉默作了进一步探索后，她说，如果承认她和丈夫已经分屋睡会让她感到很羞耻。最近一段时间，她一直在自慰，这让她感到"奇怪"和内疚。

换言之，她关注于口欲水平的冲突，这让她回避了和丈夫在性和人际关系问题上体验到的内疚和羞耻。

28. 自我退行

这一术语有三种使用方式：

干扰某个功能。此时，某个自主性自我功能（如智力）或某种自我力量（如冲动控制）不再工作，这样你就无法了解自己在体验着某种不快的感受。

一名 25 岁已婚女士抱怨在批评完丈夫后感到"疲劳和困惑"。我对此的理解是，她的"困惑"是整合功能运作的一个退行。因此我对她说，她的"困惑"可能比愤怒让她更好受些。她同意我的说法，接着表达了更多对她丈夫的愤怒和批评。

雷尼科（Renik，1978）描述了作为防御的**去人格化**与**失真实感**，此时自体和环境之间的现实感暂时性丧失：这是和现实相关的自我功能上的退行（Frosch，1964）。

回退到早期防御机制。你开始使用许多儿童发展早期阶段出现的防御机制（如否认、投射、投射性认同、分裂和去分化）。

> 一名45岁成功的商业女性U女士因关系问题来咨询我。在一个治疗小节中，她描述了她和一个正在约会的男性之间一次困难的互动后绝望地问我："我该怎么办？这些问题你一定都有答案的。"
>
> 我对她说，似乎她希望我像个宗师一样，似乎她也想成为我的学徒。U女士回想起她以前很喜欢跟着母亲在厨房里忙活，做母亲分配让她做的事情："我感觉自己就是她的一部分，她没了我就什么也做不成。那会儿太有趣了。我母亲是个圣人——她特别虔诚。她根本不知道我内心里实际上住了个魔鬼——我认为你内心里也有个小魔鬼！"
>
> 这让我能够展示给她，一开始她想成为我的一部分，就像她小时候，她有时候对母亲的感受一样（**去分化和移情**）。接着她想象我和她的想法一样（**投射性认同和分裂**），此时我又不像她母亲了，而她也不像了（**不认同**）。

瓦力恩特（Vaillant，1992）提到过这种"原始"防御的使用。从这个角度理解，U女士从她在商业环境中更成熟的功能运作上退行。这些防御似乎由她对我的（**移情**）冲突所引发。

不足的防御性操作。你的防御机制没能阻挡可怕的想法，这一失败通过让你痛苦而惩罚了你，这又缓解了你的内疚。

> 一名来自"高成就者"家庭的27岁单身男性在九年之后还未大学毕业。他经常一边自慰，一边幻想盲人歌手何塞·菲利西亚诺（José Feliciano）和小甜甜布兰妮·斯皮尔斯（Britney Spears）做爱。他认为这个幻想代表了他对他姊妹的"俄狄浦斯情结"。我并没有挑战他的**理智化**，但我向他指出，借由允许自己陷入这类遐思，他从学业上转移了注意力；与此同时，他也不必再去面对他懒惰倾向带来的羞耻。他很兴奋地回答："原来这就是为什么我无法完成该做的事！也许我应该少想想那些事了！"

29. 时间退行

你思考你人生以前的事情以规避思考现在的冲突。或者，你开始像前面某个发展阶段中那样思维、讲话或表现。（在后面这个定义中，这个术语几乎等同于伴随**力比多退行**的**自我退行**）。

时间退行最简单的形式偶尔出现在首次评估访谈中，来访者关注于儿童期创伤。

> 一名 21 岁有抑郁情绪的水手因自杀意念而住院。一开始他声称他从小就抑郁了。我说，他的解释似乎有点敷衍，似乎他在回避告诉我近期发生的事。他想起此前他约会过几个晚上的一名年轻女性。有天不仅把他灌醉躺倒在酒吧桌台下，而且还和他的朋友们跳舞，最后还偷了他的车！我们之后进一步弄清，他不愿意对他人感到愤怒，这样他就将愤怒转向了自己，导致产生自杀意念（Blackman，1997）。

> 在评估访谈一开始，这名水手防御性地执着于他的抑郁起始于儿童期这个观点（后来也证明一部分情况的确是这样的）。

30. 地形学退行（Freud, 1900a; Arlow & Brenner, 1964）

你去睡觉、做梦，而不是面对现实。作为防御，你从意识转向潜意识。

例如，一次和四名精神科住院医生兴致勃勃的讨论中，我们谈到了暴力和杀人行为，然而其中一位住院医生竟然睡着了！他之后告诉我说，他在"处理死亡"上有困难。

31. 压制（Werman，1985）

你有目的地试图忘记：

（1）一个情绪的思维内容部分；

（2）该情绪的思维内容部分和感觉部分。

瓦力恩特（Vaillant，1992）认为压制是"成熟的防御"，因为它通常是具有适应性的。

小提示

很多接受心理治疗的人都会说他们"不想谈、不想触碰"某些痛苦或令人难堪的想法。他们使用的压制让他们无法去探索其内心冲突。在诠释性治疗中，这部分应得到诠释。但是在支持性治疗中，这一防御也许应被治疗师所鼓励。

32. 认同幻想

你开始表现得像你想要有的那个样子,也许基于某个男女主人公或人物。

我向一名很有吸引力的 37 岁女性病人解释说,她最小化了她施虐性的厌男报复,在剥夺丈夫性生活以此折磨他的同时也惩罚了自己。病人接着回忆起她还是青少年的时候,曾经一度崇拜埃及艳后和拿破仑情妇德西蕾(Désirée)。她惊诧地意识到在她的婚姻中,她有时候表现得如同一个支配、控制的女王,而有时候又表现得像是一个被抛弃、被惩罚的情妇。

她认同了她青少年时期对偶像的幻想。这一认同进一步因为她青少年时期的"好看长相"而加深,这让她能在一定程度上控制男孩子们。青少年时期获得的这种控制既符合社会期待,对她而言又是愉悦的。但是到了婚姻中,她在皇家女王般的苛求(如同克里奥珀特拉)和耍性子的剥夺[1](如同德西蕾)之间的摆荡则是适应不良且破坏婚姻的。

西格蒙德·弗洛伊德在孩童时期十分崇拜迦太基将军汉尼拔(AROPA,2002),此人曾经勇敢地与罗马帝国作战[2]。有趣的是,弗洛伊德成年后,也和一个有着压倒性优势的对手进行角逐。19 世纪末,弗洛伊德从巴黎与夏柯学习(催眠)后返回[维也纳],并举办了针对医生的讲座,介绍精神疾病研究新成果。他描述了他在男性以及女性病人身上目睹到的躯体转换症状(Breuer & Freud,1895)。尽管弗洛伊德是对的,但他的观察挑战了当时医学界普遍的观点,即歇斯底里的躯体转换症状只是女性的疾病。其他医生质疑弗洛伊德的声称,并在专业上多年排挤他。

33. 认同家长潜意识或意识层面愿望/幻想(Johnson & Szurek,1952)

你没有做你父母所说的,而是做了他们不让你做的事。这样父母就在你身上看到了他们(有时候是被防御的)败坏的愿望,暗地里因你的不端行为而感到兴奋。当他们批评你(而不是自我批评)时,你缓解了内疚,并继续行动化。

---

[1]【原注】"你让我的生活一片凄苦,然而我却懦弱到原谅了你。"(德西蕾在得知拿破仑和约瑟芬结婚后写给拿破仑信中的话)(Hopkins,1910)。

[2]【原注】"……因此,我梦境生活中想去罗马的愿望成为各种热切渴望的面具与象征,而要实现这些愿望,一个人就必须像那位迦太基将军一样坚定不移、心无旁骛,尽管那时想要实现它们似乎也和汉尼拔将军进入罗马这一人生目标一样遥不可及……"(Freud,1900b)。

约翰逊和斯祖雷克（Johnson & Szurek，1952）最早描述了青少年的这种有趣防御，之后还对各种形式的"见诸行动"和"治疗内见诸行动"有更多的精细加工（Rexford，1978；Paniagua，1997）。

在瓦格纳歌剧《女武神》（Wagner，1870）中，神沃坦（Wotan）命令他最爱的女儿——神女布伦希尔德（Brünnhilde）弄死齐格蒙德（Siegmund）——沃坦挚爱的非婚生半人半神儿子。沃坦不得已才这么做，因为这是他妻子弗里卡（Fricka）对他的惩罚，而且也因为他把齐格蒙德养成一个叛逆且乱伦的人（此前齐格蒙德刚和他已婚的双胞胎姐妹齐格林德［Sieglinde］发生了性关系）。但是布伦希尔德嗅出，如果不是因为弗里卡的惩罚威胁，沃坦其实希望齐格蒙德能幸存。布伦希尔德于是在战斗中解救了齐格蒙德。由于她的"见诸行动"，沃坦对她实施了惩罚，他剥夺了她的神性，并让她昏睡过去直到被任何一个男人唤醒。

布伦希尔德**认同**了她父亲的愿望，而这个愿望是这位父亲由于（**外化**的）惩罚被迫放弃的。布伦希尔德行动化了父亲被压制的愿望，接着父亲惩罚她，而不是他被他妻子惩罚。有趣的是，布伦希尔德在沃坦执行对她的惩罚前——指出了这些动力。他承认女儿的诠释是对的，然后减轻了刑罚。

34. 认同理想意象或客体（Carlson，1977）

你模仿某个你认为了不起的人物（这个人也许的确了不起，或者他/她只是承载了你幻想中全能感的投射）。

布洛斯（Blos，1979）发现，男性的职业选择受到青少年后期和（通常而言）所爱父亲分离的影响。这一象征性丧失带来的短暂抑郁情绪会导致男孩子们防御性地使用认同。这样，他们就会倾向于将父亲的价值系统纳入到自身的自我理想中，而在青少年中期时，他们曾（至少部分地）抗拒父亲的价值系统。

被狂热崇拜组织吸引的人群中也常见到这个防御。这些人会效仿组织领袖以回避面对各类不愉快的情绪。

35. 向攻击者认同(A. Freud, 1936)

事实后。你暴虐地对待他人,这是因为曾经有人这样暴虐地对待你。这保护你不去感到愤怒。如果你的施虐是长期且泛化的,那么你就具有施虐性性格,是个**霸凌者**。

小提示 1

在你度假、或一段时间不在办公室或者甚至只是迟到几分钟后,注意观察这种防御。接受你治疗的人可能现在也开始缺席或迟到了。如果有这种情况发生,当他们缺席或迟到后,你可以尝试展示给他们看到,这一防御是保护他们不去体验因为思念你而带来的羞耻,或保护他们不感受到你离开他们所引发的愤怒(这些都可能基于移情)。

小提示 2

如果你是教师,注意到某个孩子有霸凌行为,那么你需要关注这个孩子是否在家里正遭受躯体或情感虐待。

事实前。你预期到对方的敌意,然后先变得具有敌意。这对曾遭受躯体虐待、之后被权力机构接管并送往寄养家庭的孩子而言是个严重问题。这样的儿童可能会使用各种防御手段,而其中一个常见问题就是,他们可能会在被攻击之前先发制人地攻击新的照顾者。

另一方面,儿童通常也会认同攻击者以解决因将竞争性敌意投射到父母身上后产生的焦虑。儿童吸收了父母的态度,这有助于他们的超我形成(Sandler, 1960)。

例如,当我儿子四岁时,我教导他不要将饮料带入家庭活动室,因为他曾经将饮料洒在地毯上。后来有一次,我端着一杯咖啡进入家庭活动室,加入他的积木游戏。他说:"爸爸,这里不允许带入饮料!把你的饮料放回厨房。"

36. 向受害者认同(MacGregor, 1991)

你表现得像另一个人那样——允许自己被伤害或让自己受伤。你这么做是出于一种拯救愿望,或者是为了抵御你自身的愤怒或内疚。

一位 35 岁的助理牧师 S 先生经常允许自己被教会执事霸凌。分析揭示出,S 先生似乎表现得如同他的弟弟，这个弟弟从小就是他父亲狂暴躯体惩罚的主要目标。而 S 先生的母亲则保护了 S 先生。

他因对弟弟竞争性感受而产生的内疚，加之他因对暴虐父亲谋杀性愤怒而产生的内疚让他允许自己在当下被执事霸凌，后者在 S 先生的潜意识中具有父亲的**移情**性意义。还有些时候，这位助理牧师也会激惹执事的惩罚——此时他使用了**受虐性挑衅**的防御（Freud，1919，1923）。

也就是说，S 先生通过允许自己被不公正惩罚而去认同弟弟。他这么做的主要原因是为了缓解强烈的内疚情绪。

37. 认同丧失客体（Freud 1917；Volkan，1987a）

这样你就不会感到哀伤的痛苦，因为你现在养成了你失去爱人的一些特征。如果与此同时你还保留遗物并从不哀悼，那么你就出现了"既定病理性哀伤"（Volkan，1987a）。

> 还是那位神职人员（见前文 36 中的例子）十分尊敬他"圣人般"的母亲，而她在病人 17 岁时因癌症病逝。但病人从未哀悼母亲的丧失。相反，他接受惩罚，就像他曾目睹到母亲在父亲那里受苦的情景；亦即，他也使用了认同丧失客体这一机制。他也变得如同圣人般接受惩罚，以这种方式维持母亲在象征层面的"存活"（即不去哀悼母亲的离世）。

38. 认同内摄物（Sandler，1960）

在潜伏期，当你形成某个人的意象后，你最终让这个意象成为你超我的一部分。

在成年人病理情境中，如果人们将一个已逝的所爱之人之性格特质纳入他们的自体意象，但其实他们又在潜意识中憎恨着此人，那么他们就可能将这种潜意识的恨转向自身，形成反应性抑郁（Freud，1917；Volkan，1987a）。

更进一步讲，当一个治疗师的自体意象暂时地"吸收"了一个病人（已被内摄）形象的某些方面，那么治疗师可能会发展出反移情（莱克［Racker，1953］将之称为"一致性认同"）。而如果治疗师潜意识地采纳了对病人而言很重要的某个人的观点态度，那么治疗师则发展出"互补性认同"。

　　一名 30 岁女性受婚姻问题和抑郁的困扰,她说她的丈夫平时既不跟她讲话,也不对她表达爱意,除了性以外似乎对她没有任何兴趣。如果你体验到的是一致性认同,那么你可能会问她为何会容忍这一切。但如果你发展出互补性认同(即认同了她的丈夫),那么你则可能会问她为何所有一切都埋怨她的丈夫。

> **小提示**
>
> 　　在治疗中盘问病人可能是危险的(Dorpat,2000)。尝试澄清病人使用的防御。如果你不知道可以诠释什么,那就等待更多的材料。

39. 诱惑攻击者(Loewenstein,1957)

当一个人让你害怕时,你性诱惑或阿谀奉承此人来证明你其实并不害怕。

　　诱惑攻击者的人可能也同时使用着**反向形成**、**抑制判断**、**逆恐防御**(对抗恐惧)和**最小化**。这些防御可能给一个人的择偶造成极大破坏(例如,一名女子认为她对一个"坏男孩"的爱可以改变此人)。

　　一名 30 岁的水管工助理 JE 先生目前对自己和一个女人的关系不甚满意并为此感到抑郁。他报告说他的妻子已经离开他,给自己的情人搭建色情网站去了。JE 先生目前正和一个声称是占星师和掌纹师的女人约会。他**合理化**地认为,如果他娶了她并从经济上支持她,她就不必从事这些骗人的营生了。到目前为止,他已经给她买了一台新电脑和一个新冰箱。

　　考虑到 JE 先生各种问题背后的多重动力,我建议他的治疗师诠释其**诱惑攻击者**的机制(以及 JE 先生**最小化**他这位新女友展现的反社会特质)。当治疗师这么做了之后,JE 先生的回应是松了一口气。他已经开始看到他会挑选麻烦缠身的女性,然后通过表现得"甜蜜、支持"而去克服他对她们的恐惧。

　　因此不言自明,治疗师应避免潜意识中使用**诱惑攻击者**这一机制。一些特定的病人通过威胁要离开治疗而激发治疗师使用这个防御。这里的方式是借由**投射性认同**,

病人引发治疗师对客体丧失的焦虑而进一步激起这一防御。

在一次精神分析会议上，C医生呈报了一位成人被分析者R女士的案例。R女士取消了很多次预约。C医生描述她自己会望向窗外，观看R女士是否有走进来，还寻思着是否R女士会来治疗。

在回答一位参会者的问题时，C医生报告说她并没有面质R女士的缺席，而只是收取缺席会面的费用。R女士毫无异议地支付了费用。

基于这位病人的既往史，一位讨论者询问C医生是否对R女士诠释，其实她也想让自己的治疗师体验她小时候所经历的感受：对一个经济上照顾她，但经常出差的母亲的渴求和不安全感。C医生回应说她没有想到这一点；她感觉最好还是"涵容"R女士对独立的追求。C医生不希望病人退出治疗，因为她感觉R女士需要治疗。

我的看法是，C医生通过当一个充满理解的"容器"，潜意识中**诱惑了攻击者**（R女士），以此回避R女士可能退出治疗带来的焦虑。C医生的焦虑看起来是被R女士敌意、拒绝的行为所引发。

小提示

在咨询或治疗中，当病人试图以心理治疗之外的方式使用你时，他们通常是在象征性地攻击你。注意不要对这些提出古怪或不现实要求，或常常缺席的病人而变得太随和（"和善"）。

第三章　潜伏期、青少年期及杂类防御

潜伏期(6—11岁)

40. 升华(A. Freud, 1936)

因为你有一个令人震惊的性或攻击性幻想,所以你通过进行某种具有生产力的活动来防御,而这种活动从某些部分象征性地表征了这一幻想。没有人会知道这个幻想,甚至你自己都不知道,而通常你也能够借此发展出一个健康的兴趣爱好。

家长和老师努力让学龄儿童对各类活动感兴趣——美术、音乐、运动、收集——常识告诉我们这些对孩子有"好处"。的确如此。所有这些活动都可以疏导儿童的性幻想和攻击性幻想。

一家大型天主教女童家园①因为园内突然发生多起自杀尝试事件而前来咨询我。该女童家园收容了200多名从学龄期到高中阶段的女孩,她们中的大多数都曾是遭受父母躯体或性虐待的受害者。

在评估了30多名尝试自杀的女童后,我愈发认识到,除了一些女孩的个人差别外,这一系列自杀尝试也指向了某种机构性问题。这个问题似乎是,在女童家园中训诫管教女孩们的主要惩罚手段就是剥夺她们的各种活动,如课后运动、舞蹈和艺术课程等。

我向女童家园的管理者指出,尤其是这些女孩子,她们为自己曾经遭受

---

① 【译注】和原书作者核实后得知,该女童家园实为一家由修女管理经营的孤儿院(位于新奥尔良市,目前已经解散),收容的女童年龄从5—19岁不等。这些孩子因为在家中遭受某种虐待而被送往收容所。

的虐待深感愤怒，所以对她们而言，更加重要的就是能提供给她们健康释放攻击性的出口（升华）。否则，她们敌意—摧毁的攻击性①就会转向自身，继而就可能会尝试自杀。我向管理者建议，如若惩罚，可安排让她们多做些劳动，但让这些女孩们能保留这些健康的升华性渠道。

41. 挑衅/挑逗（Freud, 1916; Berliner, 1947; C. Brenner, 1959, 1982a）

你的行为表现招致他人对你做些什么。如果他们和你上床，你则激发了性幻想。如果他们伤害你，你则刺激了他们来让你痛苦，很可能是来惩罚你，这样就缓解了你的内疚。

在我精神科受训过程中，曾听到一些住院医生轻蔑地称那些性挑逗的人为"本我撩骚者"（id-ticklers）。例如，性猎捕者发现了各种操纵手段，引诱一些脆弱的人和他们发生性关系。

我们通常假定那些充满性诱惑、撩拨的人很清楚自己在做什么，假定他们头脑中也有明确的企图。但有时候这些男女引诱者相对而言并非很能意识到自身的撩拨——这往往是由于使用了一些潜意识防御，包括挑逗他人的性兴趣以及有时候可能会出现的否认自身行为对他人影响的现实。

在2002年，一位男性同行报告了一次不同寻常的咨询，服务对象是一名容貌出众的年轻女性，她抱怨她遇到的所有男人似乎都急于和她发生性关系。此次咨询不同寻常之处在于，该女子来见医生时穿了一件可透视衬衣，并且也没有戴胸罩。咨询进行到某个时刻，他柔和地暗示，似乎她并没有觉察到她穿衣打扮的方式可能是她问题的一个原因。一开始，该女子表现得很防御，合理化地称这种可透视衬衣现在"正流行"。不过，她很快意识到自己是在合理化，也意识到她潜意识中挑逗了他人的性兴趣却没有看到自己的暴露愿望。之后，她拿起了她的夹克，并在咨询剩下时间内一直穿着夹克遮盖着身体。

---

① 【原注】麦克德维特（McDevitt, 1985）将正常攻击性定义为"目的指向"，而敌意攻击性则因正常攻击性遭到挫败才爆发。帕伦斯（Parens, 1973）补充，敌意—摧毁攻击性只是四种攻击性类型中的一种。这四种攻击性是：非敌意—非摧毁（为考试而学习）、非敌意—摧毁（进食）、敌意—非摧毁（言语批评）和敌意—摧毁（暴力、诽谤）。

受虐者会通过挑衅来引发自身痛苦，这可能是为了缓解内疚，但是他们自我惩罚的动机中还包含了其他动力（Novick & Novick，1996）。受虐者可能会因为多种原因让自己受苦，理由如下：

1. 去控制一个令人畏惧的不愉快体验发生的时间（**变被动为主动**）。

2. 通过拖延来向自己证明，他们可以每次都穿越痛苦的情境，而某个人则必须等待并最终对他们感到恼怒。

3. 将他们自己对某个受害者的愤怒冲动隔离在意识之外——**向受害者认同**（MacGregor，1991）。

4. 以象征的形式潜意识地重复之前的心灵创伤，以期魔法思维可以成真并让创伤能有不同的结局（**移情冲突的"见诸行动"**）。

5. **挑衅**他人对自己的敌意或批评，但其实是他们对某些人持有这些敌意和批评。

6. 潜意识中想象自己在使某个令人生惧的形象放下武装（Loewenstein［1957］提出的**诱惑攻击者**）。

7. **黏附**着某个自恋或施虐的爱人，以此来感到自己能控制因失去此人而感到的焦虑和抑郁。

8. 激发权力斗争来回避冲突的性渴望（**肛欲力比多退行**）。

9. 安抚某个权威形象，以此来魔法般地获得他们的"阳具力量"（**认同理想客体**，其中包含了格里纳克［Greenacre，1956］命名的**"阴茎敬畏"**）。

10. 潜意识地制造或扰乱身份融合（亦即，自体意象和客体意象），与自体边界虚弱以及对人际距离的冲突相关（Akhtar，1994）。

11. 改变驱力功能运作，这样痛苦就具有了象征性的性意味（Freud，1919）。

12. 从一个施加痛苦的人那里**象征性**地获得口欲或生殖器满足，配合的想法是那个人一定是在乎的（**防御爱的丧失**）。

13. 缓解对性议题的内疚，这样就可以享受性兴奋了。

42. 合理化（Symonds 1946）

你找借口。（合理化不是通俗意义上人们理解的"过于理性"）如果你具有强迫特征，除了**合理化**，你还会使用**（情感）隔离**，**反向形成**，**撤销**和**理智化**。如果你是假释官，你可能会看到精神病态罪犯使用合理化以及**投射性指责**和**搪塞**。如果你在医院治疗病人，那么你会发现边缘性人格者和精神病患者除了使用合理化，也会使用**否认**、**投射**

性认同和**分裂**。

　　一名 37 岁女性 LM 女士以要求精神损失为名状告一名男子，该男子此前追尾她坐在后排的车。她声称她的情感伤害包括无法入睡和严重的焦虑。此次每小时三英里速度下发生的车祸给她带来的唯一身体损伤就是她右手食指上出现了一块淤青。在因诉讼而对她进行的精神司法检查中，她承认听到来自外太空的声音，听到来自过去的声音，这些声音还指令她"自动书写"。

　　她**合理化**地认为她的精神分裂症症状是由食指淤青导致的，而这个淤青又是由车祸导致的[①]。

43. 穷思竭虑

你"过度分析"以期解决某个问题，但实际上你是在通过不断回顾同一个想法来回避知觉到某些想法和感受。可以说，你在头脑中磨磨盘。

　　一位 35 岁离异女性在治疗中花了好几个礼拜的时间琢磨"究竟为什么"她近期交的男友要和她分手。最终，我们得以看到，她通过穷思竭虑地思考此事来回避失去男友的哀伤（抑郁情绪）。

44. 对抗恐惧行为/逆恐行为（Blos，1962，1979）

你就做那些让你害怕的事情，以此来向自己证明你并不恐惧。

　　在仔细评估后，一位精神分析师同事感到她一位有自恋问题的男性病人可以从高频精神分析治疗中获益更多，于是她建议病人提高治疗频次为一周四次，而这也是标准频率。病人最初的反应是同意治疗师，表示高频

[①]【原注】尽管 LM 女士的体伤明显非常微小、尽管精神司法检查证明她的精神分裂症症状并不是由食指淤青造成，但陪审团还是判 LM 女士获得 6 万美元的赔偿。这是霍华德（Howard，1996）报告的一类案例中令人寻味的例子。在这类案例中，**合理化**以及要去责怪他人的需要（**投射性指责**）出于某种原因被认可为是某人痛苦的现实解释，尽管常识都会指出两者之间毫无关联。

治疗的确可以让他更为关注自身，并精确地列出了他所有的问题和冲突。然而在接下来的治疗小节中，他声称他没有办法从工作中脱身以应付高频治疗。

他的分析师面质了他的理由，指出这是保护他不体验到依赖治疗师而产生的焦虑。接着病人就吐露了一个他从上学时期起就有的愿望——"保持隐身状态"。他描述自己的人际关系如同由一系列"楼层和大门组成的精妙网络"，而只有他才有钥匙——并决定允许什么人彼此接近，或不让什么人彼此接近。

他最初同意增加治疗频次，这被他的分析师成功地诠释为是一个**对抗恐惧**的反应，保护他不去体验对亲近的冲突以及相应而生的自体—客体融合焦虑和阉割焦虑。

> **小提示**
>
> 在那些一开始要求高频治疗但很快又退却的成年病人那里，可以寻找机会诠释这一机制的使用。
>
> 同时，如果成年病人像愣头青、贼大胆一样表现出威胁生命的逆恐行为，治疗师必须及时面质。他们的举止可类比那些潜伏期和青少年时期儿童的平均可预期行为，后者通过冒险来缓解自身的社交焦虑、阉割焦虑和身份同一性弥散焦虑。

让事情变得更复杂的情况就是，有时候我们会鼓励孩子"尝试一下"，帮助他们去掌控新情境下的恐惧。所以，如果和判断力配合，那么些许逆恐防御也许是具有适应性的。然而，如果你处于青春期的儿子不仅有对抗恐惧的行为，还有**行为否认**、**合理化**以及**判断力抑制**，那么就做好准备，当他驾驶自己的摩托车飞越你新买的多用途汽车时屏住呼吸吧。

45. 理智化（A. Freud，1936）
你沉浸于一个有谬误的行为理论中，而这让你可以不去面对感受（它协助[**情感**]**隔离**防御，不让感觉浮现到意识中）。

　　一名 42 岁男性大学教授在评估中坦白了自己对妻子的不忠行为。当我指出他在讲述此事时的犹豫（**压制**），他开始因伤害妻子而哭泣。突然间，他问我是否他的抑郁服用百忧解会没用。此前，他曾读到抑郁的根源是"化学物质不平衡"①。我对他诠释说，我认为他如果能让我跟他一起谈脑化学，那么他可能就不会感到那么内疚。他同意我所说的，然后承认了更多充斥内疚的出轨史。

小提示

　　因为**理智化**机制会使用自主性自我功能（智力）来进行防御，所以注意不要将健康的智力活动错误地诠释为防御。

---

46. 社会化与保持距离(Sutherland，1980)

　　你使用自身的社交技能（一种自主性自我功能）来转移自己的注意力。如果你感到抑郁，你让自己沉浸于社交活动以缓解不愉快的感受。如果你有自尊问题，你尝试说服自己人们是喜欢你的。

　　一些有客体关系焦虑（自体—客体融合焦虑）的人会使用各式各样的疏远手段来进行防御。我有时候会将他们比喻为"彗星"。"彗星"就本质而言有着一种边缘性人格组织。现实中的彗星一开始会接近太阳（温暖）运行，但之后又会飞驰回到（冰冷的）外太空，人类"彗星"也很类似，他们会反复接近和远离温暖的人际关系。彗星们进行社交以定期体验人际温暖以及自恋和性满足（这就如同一颗彗星现在轨道接近了太阳）并借此逃避孤独。但是，他们早晚又要逃开（回到冰冷的外太空），至少在一段时间内留下亲密关系中的另一方独自一人；过一段时间他们可能自己又回来（巴林特［Balint，1955］称这类人为"刺激爱好者"②，但这个术语没有流行起

---

① 【译注】"化学物质不平衡"（Chemical imbalance）是近些年在精神病学领域流行的对抑郁等情绪问题的解释。这一理论认为人们之所以抑郁是因为大脑中的神经递质出现不平衡的情况，因此，通过服用一些药物就可以解决抑郁问题。近期，这一学说遭到越来越多的批评：它主张生物还原论而忽视了个体的人格、人际关系模式和与环境互动中的其他因素。一些抑郁病人对药物没有反应也说明"化学物质不平衡"至少不是全部抑郁成因。

② 【译注】"刺激爱好者"对应的英文是"philobats"，这个词是巴林特制造的词，phil-是爱好者的前缀，而-obats 来自于 acrobats，最原始的含义指的是踮着脚走路的人。

来）。

另外一些人可以说是更类似卫星：他们的边缘性人格组织更具有精神分裂样特征，他们会使用**固定距离**的机制。他们相对更为一致地保持着和他人的情感疏远状态。**社会化**让他们"运行在轨道上"，一方面能提供一些对客体饥渴的满足，但另一方面又能让他们维持安全距离（巴林特［Balint，1955］将之命名为"稳定爱好者"①，但这个术语并没有流行起来）。

彗星也好、卫星也罢，他们都倾向于使用**社会化**来达到以下目的：

● 逃避因伴随稳定、亲密情感接触而产生的自体—客体融合焦虑（Akhtar，1992a）。

● 缓解因建立起人际距离而产生的抑郁情绪（孤独感）。

47. 自我功能的本能化（Hartmann，1955）

你给某个自我功能赋予一种性或敌意的含义，以此来避免想到你对驱力愿望的矛盾感受。如果你将这个功能变成某种具有性意味的事（例如，"她在弯下腰；她一定想要性交"），那么此时你使用的是"性欲化"（Coen，1981），也被称为"情欲化"或"力比多化"。如果你将一个功能变成某种敌意性的事情（例如，"评判他人是恶毒的"），那么你使用的是"攻击化"。

在高中，班级丑角会通过在一些无性含义的表达中寻找到性含义来性欲化言语表达，例如，炎热夏天一个女生抱怨，"我好热啊！"就可能让他们浮想联翩。

认为汽车机修属于"男人话题"，并对此在行的男性可能会认为自己"是个男人"，借此缓解对于男性身份的焦虑感。电影《我的表兄文尼》（*My Cousin Vinny*，Launer，1992）突出了这种将汽车当作男性象征的非理性态度：文尼的女友出乎意料地成为专家证人，在法庭上解释汽车牵引控制的运作，因此挽救了文尼的案件，挽救了他的法律生涯。

48. 自我功能抑制（Freud，1926；Anthony，1961）

一旦你给某个自主性自我功能（如智力、抽象能力或言语功能）赋予了某种性或敌意的象征含义，这个功能就可能会和你的超我发生碰撞，引发内疚、焦虑和抑郁等情绪。之后，你的心灵可能就会想要关闭掉这个（本能化的）自我功能，以保护你不去体

---

① 【译注】"稳定爱好者"对应的英文是"ocnophil"，这个词也是巴林特创造的词。其中 ocno 来自于希腊语，意思是"犹豫、退缩、缩小"，而"-phil"是"喜爱"的意思。

验这些情绪。由于这种防御活动极为重要，接下来我会详细描述它如何影响各种不同的自主性自我功能。

精神运动控制

一名和母亲共同居住的 25 岁女性出现了严重的手臂虚弱症状。在分析性心理治疗中，我们认识到她有想打她母亲的愿望，但又为有这样的愿望而感到内疚。她手臂虚弱的症状让她无法行动化她的敌意愿望，甚至都让她无法知晓自己对母亲有任何敌意。

手臂虚弱的症状一方面惩罚了她，另一方面也阻止她使用自己的精神运动功能。换言之，这一躯体转换症状（虚弱）来自于对被攻击性化的精神运动自我功能的抑制（亦即，强有力的臂膀＝打母亲并感到内疚；因此，虚弱的胳膊＝遭受惩罚并且**无法打母亲**）。

言语

在一个言语功能抑制的案例中，一名 67 岁的外科医生 O 医生（Cath，1986）由于突然出现结巴问题，在排除了可能的器质性病因后主动来进行心理咨询。他提到，结巴是在几个月前一次会议中出现的，但具体情况他已经不记得了。

我试探性地诠释，结巴问题一定在那次会议的具体情境中具有某种象征含义，O 医生听完我的诠释后讽刺地讪笑了两声。他马上想到了他对整个医学界的不满，但是立刻他又试图给政府干预他的执业找了借口（**将之合理化**）。我进一步诠释他用**合理化**（借口）来进行防御，他继而表达了强烈的不安和愤怒。本来他几年前就想退休的，但是一个他还蛮喜欢的年轻医生兼同事说服他留下，在医学组担任某高级职位。O 医生意识到，想离开这个行业的愿望让他感到羞耻，而让自己的徒弟失望又让他感到内疚。我暗示说这些想法和感受恐怕和结巴有关，让他最终限制了自己的言语。他回答说："是啊。这样我就说不出我想说的话——'我要辞职'了！"

一周后他来治疗时跟进了情况。现在口吃已经消失，他也做好了下个月退休的计划。他报告说他感到些许抑郁，但能离开医疗从业岗位让他松了一口气。

对 O 医生而言,讲话这个活动获得了(因其挫败和愤怒)要辞职这个象征性的攻击性含义。他被攻击性化的言语功能于是和他的内疚感(超我)发生冲突,其结果就是出现了急性言语功能抑制(结巴)。

感知觉

对看的抑制是对感知觉一个方面的防御性限制,它可发生在重复暴露于成人性交情境下的儿童身上。对这些儿童来说,现在"看"这件事获得了性的象征含义。对学龄前儿童性想法的刺激有可能会淹没其心智(自我瓦解焦虑);而对学龄儿童而言,性化的功能和良知之间的冲突会造成超我焦虑(内疚);无论哪种情况,产生的焦虑都可能会导致心智防御性地关闭掉看的功能。那么,到了其他需要看的情境中,如阅读,被过度性刺激的儿童可能会因为看的这种象征含义而拒绝或者无法阅读(看 = 被淹没,或者 = 表现"不好")。有必要将这些儿童和那些神经系统受损以及原发性发育迟滞的儿童进行鉴别和区分(Marcus,1991)。

对看的功能的抑制通常被认为是心因性(或"癔症性")眼盲背后的机制——此时看具有某种敌意或性的含义,所以被关闭掉了。"……这一概念化可能和弗洛伊德(1910)勾勒的现实神经症目盲的机制相关。本能化或再本能化可能会阻碍亦或促进自我发展。"(Barglow & Sadow,1971)

记忆

有的时候,回忆起某件事让人内心充满冲突以至于仅仅只是潜抑记忆已经不够了。相应地,这个人可能会抑制记忆功能。这种机制就会制造出类似"心不在焉的教授"这类情况。

一位 32 岁的女士 N,离异、受过教育,她要求接受以洞察为导向的治疗来帮助自己的焦虑和抑郁问题。在她首次访谈中,她无法回忆起她的婚姻持续了多久、结婚纪念日是哪天、国税局个人所得税表到期日(4 月 15 日)是哪天。我引介她进行神经检测和神经心理测量,但结果都是阴性。于是我跟 N 女士说,她的记忆问题有可能源于某种保护机制。听闻此话,她哭了起来,并羞愧地承认她对前夫、父亲以及所有男人都怀有谋杀和施虐的想法。

病人记忆(现在有了愤怒的象征意义)和羞耻的冲突造成了超我焦虑,而她通过关闭记忆功能在潜意识中对此进行防御。当这些冲突诠释给她之后,她的记忆功能大幅度改善。

智力

由于它包含的象征意义而对其进行防御性限制的情况相当普遍。例如，如果某个学术科目具有了某种性别内涵，那么它们可能对某些人来说会变得难以学习。社会风气和老师及他人的态度都可能导致问题的发生。在美国，女孩子常常视数学和科学为"男孩子的科目"。而男孩子则倾向于认为艺术及人文学科是"女孩子的科目"。这些象征意义可能是有意识和/或潜意识的。即使近些年在各个专业领域，性别平等取得了长足进步，但女孩子申请工程学院或男孩子申请艺术史专业还是相对少见。

> 一个孩子的视角幽默地说明了这一防御：一名六岁男童的母亲是脑神经外科医生，父亲是皮肤科医生。当问他长大之后想做什么，男孩回答："皮肤科医生。"问他为什么不要做脑神经外科医生，他说，"不做。那是女孩子的职业"。

临床上有很多严重问题都和这一防御相关。有的男性认为心理治疗是"女性化"的事物，而因为这种性别象征（**性欲化**），他们对治疗体验到强大的阻抗（Freud，1937）。而有些女性尽管和女性朋友在一起时能言善道，但处于男女混合群体中时就会变得沉默，这是因为她们认为讲出自己的想法等于"自我、好胜的男人们做的事"——此话出自一位接受心理治疗的女病人之口。也就是说，如果讲话具有了男性象征含义，这类女性可能会放弃她们的"声音"。女性在说出自己想法上出现抑制的其他面向在吉利根（Gilligan，1980）的文章中有更多描述。

智力功能抑制的问题一直是精神分析师们几十年来感兴趣的议题。巴鲁（Baruch，1952）描述了她对一个学习障碍男童的分析性治疗过程。在治疗后，男童展现出超常的智力能力和表现。

感觉中枢

有时候在一些人身上，抑制清晰的感觉可能成为一种性格防御。一名精神科住院医生描述说当他处于白热化、兴致勃勃针对敌意问题的课堂讨论中时，他就会"屏蔽自己"。他变得意识水平相对低些。但还有的时候，他却也没事。他对我澄清说，他对敌意这件事有冲突"问题"。在他这种情况中，警觉功能似乎被攻击性化，于是就被防御性地限制了。

和现实的关系或现实感

对现实感的抑制（Frosch，1964，1966，1970）发生在 38 岁的 T 女士身上，她跟我解释了她和她丈夫在美国 1980 年代入侵加勒比海岛格林纳达时差点丧命的经历（前文曾描述了她同时使用的**行为否认**）。

> 不顾国务院的警告，T 女士及其丈夫冒着格林纳达岛上可能有游击队活动的风险，仍然坚持开游艇到达了那里（他们觉得这些警告就是夸大其词、限制自由）。没想到刚到没多久，他们就遇到了古巴游击队。尽管他们在美国入侵开始的时候逃离了那里，T 女士表示她对"那里还真的有古巴人"感到"惊奇"，并且"他们还真的有机关枪！"她说，尽管她那时已经听到了警告，但是她"并不相信里根"（她认为里根看什么都是一场战争）。

回溯来看的话，似乎 T 女士不仅通过开游艇上岛这个行为来否认现实，同时还将自身被攻击性化的**现实感投射**到了里根总统身上（现在变成是她在战斗——对抗国务院），而由于她的恐惧和内疚，她**抑制了**自身的现实感。以同样方式她关闭了来自外界的现实（国务院的警告），这是因为她在面对无论来自外部还是来自内部的攻击性时出现抑制。当现实将不可辩驳的事实呈现给她的时候，她的现实感才摆脱了抑制（她可以做现实检验，尽管有点晚了！）

现实检验功能

在神经症性人群中常见**现实检验功能抑制**，他们倾向于对某个人或某种情境作出错误的假设。他们认为去核实自己的印象和感觉是一个太"过于管闲事"的过程（亦即，太具有攻击性且不礼貌了）。换言之，核实现实的行为现在被赋予了摧毁性攻击的象征（有些时候可能是性好奇的象征），于是现实检验就被防御性地关闭以缓解内疚。这种对现实检验功能的抑制和精神病性病人在现实检验功能上的缺陷是相当不同的。

小提示

为了检测和区分究竟是现实检验缺陷还是现实检验抑制，你可以将此人不使用现实检验这件事当作防御来作诠释。然后你等待看你担心的这个人究竟是以一个整合的对抑制的理解来回应还是重复对现实的错误理解（Abend，1982）。

（不检验下）区别现实和幻想功能

对区别现实和幻想功能的抑制可见于一些特定的青少年男孩，他们会模仿诸如迈克尔·杰克逊(1987)的歌曲《你带给我的感觉》(The Way You Make Me Feel)[1]中所唱的那样。这些男孩可能会同意，对待一个性感女孩的方式就是围追堵截她，而这正是杰克逊在这首歌的视频中使用的策略。音乐影片将男性身份等同于不能接受来自女人的"不"，并暗示尊重一个女孩的防御就是娘娘腔的表现。

一名观看这个音乐视频的青少年男孩很容易就会产生男性力量就意味着不接受女性说"不"的印象。而这一虚构在音乐影片中还被一名父亲形象的人物强化，他告诉迈克尔要"做自己"，意思就是他要侵略性地彰显自己的性兴趣，而不用顾及女孩的反应。

一个观看这类视频的脆弱男孩可能就会因此而**抑制**他区分现实的功能，因为现在辨别什么是现实、什么是幻想被非理性地等同于阉割（非男人）。但在现实中，他可能会因为自己的"跟踪狂"行为而被逮捕。

专注力

当专注力获得了向权威屈服的象征意义时（即被攻击性化），儿童以及一些成年人可能就会潜意识地抑制专注功能来留存自主感。也就是说，他们潜意识地将专注等同于身份同一性弥散。而他们分心的状态可能就是源于对专注力功能的**抑制**，以此来缓解自体—客体融合焦虑。分心可能也是对叛逆**攻击性**的防御，这类分心可见于父母要求做作业的孩子身上。

一些违拗、对抗的孩子也可能有专注力问题，此时判断是否是专注力这一自我功能被**抑制**、被当作防御使用来抵御对攻击性的冲突就会变得困难。另一种可能性是，专注问题也许来自于某种发展性迟滞，如注意力缺陷多动障碍(Spencer, 2002)，而孩子的对抗违拗则源于对不能共情他们的父母的挫败感受，这些父母对于一个有发展局限的孩子赋予了太高的期待(Marcus, 1991)。

---

[1] 【原注】在这首歌的音乐影片中，一名美貌的年轻女性一开始被杰克逊恐吓到，但之后慢慢又被他所吸引，后者通过不断追踪以及饱含性暗示的旋转（以此来和其他暴力的男性同伴竞争）威胁这名女子。最终，她不再试图逃脱，而当她看到一个防火栓突然喷射出水柱时，似乎一下被杰克逊的坚持不懈所感化，而她的恐惧也神奇地变成了愉悦。影片底层的幻想表现得相当具有戏剧性——在面对一个女人的果断拒绝时应锲而不舍，而象征性的射精终将会"赢得"美人归。2002 年，也就是该音乐影片制作 15 年后，该影片仍被标榜为"迈克尔经典"和"历史性音乐影片"。而其中的信息可以说是和当代员工所接受的"敏感训练"【译注：旨在培养劳动者对少数族裔、女性以及少数群体的尊重】和反对性骚扰的视频背道而驰。

定向力

定向力可能获得这样的象征意义,即它等同于识别出对某个环境性情境的强烈愤怒(承认是这一情绪的"主人"),于是心智关闭掉定向力功能来防御这个情绪。

举例说,在一次特定的治疗小节中,一名 40 岁女性出现了对时间和日期失去定向力的表现。当我去讨论这背后的保护成分时,她记起她在周末对丈夫异常愤怒,因为他没有和她商量就已经安排好了之后两周的计划。

次级过程

如果时间感——它是次级过程思维的一个部分——变得攻击性化(即具有了敌意、限制的象征意义),那么人们的行为可能会防御性地抑制时间定向的功能运作;他们也可能发展出令人厌烦的特质来进行防御性抑制,如不负责任、不可靠、拖拉和拖延。如果时间感被性化(即具有了爱的含义),那么(即使对方有合理原因迟到)一个人可能会视任何原因的迟到为自己没有被照顾到的证据,或者他们会错误地将准时当作爱的表现。

自理功能

当干净整洁在潜意识中等同于向权威屈服时,邋遢就可能象征了攻击性违拗——即抑制了被攻击性化的自理功能。

社交技能

由于抑制了承担了象征含义的社交能力,很多人要么出现过性社交技能受损,要么产生持续性社交技能缺陷。常见的情况是,使用社交技能就意味着从众,而对有些人而言,从众具有身份同一性丧失(被摧毁)的意义。因此,他们可能会有意识或潜意识地发展出不合群行为的倾向性,这让他们感到"与他人有区别"(亦即,这些人社交技能的**抑制**防御的是身份同一性弥散焦虑)。

电影《心灵访客》(Finding Forrester)就刻画了主人公使用的这种防御。弗罗斯特是一位著名的小说家,他独自生活,里朝外穿袜,并拒绝离开自己的公寓。其实他相当了解社会现实,但由于防御自己不去哀悼一个爱人的离去,他抑制了社交能力。在他和一名孤独的青少年男孩经历了父子深情般的遇见后,弗罗斯特最终可以哀悼了。之后,他恢复了部分自我功能运作,并在逝世前再次开始公众生活。

自体可塑性适应功能——适应环境(Lampl-de-Groot，1966)

一名 23 岁医学院男生的两名室友抱怨该男生的卫生习惯，并威胁要将他赶出宿舍。他承认自己确实不太爱干净。但这话的意思是他会把脏衣服扔在自己睡觉的床上，好几个礼拜不去收拾。在运用了观察自我后，他意识到这种表现是对他过度整洁父母的持续性反抗。

这名男生的适应不良源于对自体可塑性适应功能的抑制。适应会让他产生因身份同一性丧失的羞辱和焦虑。这一对适应功能的象征化致使他防御性地抑制了这个功能(也因而无法适应自己的居住环境)。同时，他也在表达对父母的愤怒(**置换**到室友身上)，并激惹室友来羞辱他(**自虐性挑衅**惩罚以缓解内疚)。

工作功能(从游戏过渡到工作)

如果工作具有了象征含义，那么心智就可能会抑制**从游戏到工作**的发展路径(A. Freud，1956)或导致防御性退行，退回到更能直接产生愉悦的活动(如游戏、玩乐)。

一名父亲是律师的 15 岁男孩在学校里学业表现不佳。这个男孩子透露说，他沉迷于性和摔跤。他的表现和其父亲形成了鲜明对比，他的父亲是一个工作狂，并常常试图灌输给儿子工作的美德。由于男孩和父亲接触很少，因此他在潜意识中就将工作等同于(关系的)丧失。

工作 = 丧失的象征让他潜意识地关闭了自己的工作功能，并退行回到愉悦的幻想和活动中。这些动力得到诠释后，男孩有了更深的洞察，并慢慢发展出更好的工作习惯。

预期功能

预期的功能(推断和计划)可能获得象征性意义，也就有可能因此被抑制。在一个严格结构化的家庭中，一名青少年可能会将预期功能等同于对快乐的限制，继而发展出自发性 = 愉悦的等式。

一名 28 岁单身、位居银行副行长的女性诉说她只能和在酒吧里遇到并带回家的陌生男人享受性活动。这种倾向和她想要结婚生子的愿望发生了冲突①。计划安排好的约会让她感到无趣，但是她也知道心理更加稳定的男人会愿意和她计划约会。然而，如果非要她"计划"任何社交活动，这些活动在她眼里就不再"有趣"了。她联想到她的成长环境"令人乏味生厌——就像蛋黄酱一样"！在潜意识中，做计划被她和对父母的敌意联系到了一起。

判断功能

对判断功能的抑制会出现在极端理想主义者身上（Blackman，1991a）。就本质而言，这些人潜意识中将使用批判性判断力等同于敌意摧毁。因此，如果让他们去批评什么人或评判一个人现实可能的危险特征，这些理想主义者就会失能。一个"傻乎乎的乐观主义者"可能会给一个已定罪正在假释期的重罪犯兼强奸犯兼杀人犯"第二次机会"，因为这位理想主义者乐观地认为"所有人都有那么一点好的部分"。持续性对判断功能的抑制导致幼稚的性格特点。

异体可塑性适应功能

异体可塑性适应——即让环境随自己心愿——可能会导致人们在潜意识中将成功的运作周旋等同于邪恶活动。此时这一适应功能就和内疚发生冲突，导致一个人防御性地关闭了社交或政治运作。这里有必要进行鉴别诊断：有些人是成功的策略家，但他们不是精神病态者，而有些策略家则是。精神病态者使用欺骗、误导来获得成功。相反，没有精神病态的成功者则参与的是符合伦理但社交上具有攻击性或竞争性的活动。建立人际关系网络不同于说谎。买新车时得到了好价钱不等于盗取这辆车。

在临床上，对异体可塑性适应的抑制会表现在那些**不积极晋升**的人身上。他们中有些人可能还有次级症状，即嫉羡那些成功人士，并将自己潜意识中被性欲化的动机**投射**到他们身上。例如，他们会说："她就是靠睡才得到那份工作的！"

观察性自我

当观察自我获得了某种象征意义的时候，它可能就会被心智所关闭。

---

① 【原注】如果不是由于她"休闲性行为"（casual sex）和她有意识、明确表达的想安定下来的愿望冲突，那么去判断她这种行为倾向性是否具有病理性其实是有争议的。有一些人对于保持单身、不承诺结婚生子前提下经历一系列感情关系并没有明显的冲突。我曾经治疗过一些人，他们对想保持自由自身的愿望怀有内疚，因此就通过**结婚**来防御这份内疚。一旦这点在治疗中得以澄清后，其中一些病人就决定不再继续治疗以解决他们在亲密关系和承诺上遇到的困难。相应地，他们未来只用避免结婚、避免承诺婚姻就可以了。

L 女士解释说她父亲在她儿童和青少年时期经常批评她，指责她考虑自己太多。

在她治疗初期阶段，她表现得如同她很多人际关系中那样，尽责地汇报生活中的事实，但却从不谈及她的"内在世界"，如她的想法和情绪。当我向她指出这点后，L 女士报告说，考虑自己、谈论自己会让她感到内疚。

这份内疚一部分来源于她对父亲责备的**认同**。她的自我观察被她体验为"糟糕、自私"，是针对父亲的敌意叛逆。因此，她也开始批评自己被攻击性化的观察自我，并防御性地避免使用它。

自我兴趣

对自我兴趣的抑制（Kaywin，1966；Loewenstein，1972）可能发生在这样的情形中：之前一个让人愉快的活动，如网球或音乐，现在象征性地，比如说，和某个丧失爱人的痛苦记忆联系在了一起。这样，这个自我兴趣（活动）就可能因为了防御哀悼而被关闭。这种防御性抑制的结果就是，人们有意识或潜意识地回避网球场或交响乐音乐会——他们可能会意识到，也可能意识不到自己对兴趣的抑制。

如果在成年期，自我兴趣出现"再本能化"，那么发展娴熟的技能也可能被抑制。也就是说，从生产性活动（自我兴趣）中取得的**升华**在一定程度上被削弱，自我兴趣再次获得其象征性含义。一旦这一象征回归，它就可能让自我兴趣陷入冲突（通常是与超我的冲突），导致这个兴趣本身被防御性地抛弃。

卡尔森·麦克卡勒斯（Carson McCullers，1936）在她的短篇小说《神童》（Wunderkind）中就描述了这种现象。小说讲述的是 15 岁女孩弗朗西斯的故事，她不再弹钢琴，因为弹钢琴现在获得了象征意义，变得令人感到冲突了。她也不再喜欢她男性钢琴老师的宠爱——他曾帮她挑选初中毕业仪式的礼服，而女孩上完课后就在他家就寝。老师的另一名男学生越来越出名，而弗朗西斯感到她在手足竞争中逐渐败下阵来。她也感到她的"激情"无法再通过琴键上的手指流动出来以此取悦她的老师——现在她注意到的是老师的裤子紧紧地包着肌肉健硕的大腿。此外，她也感到陷在长时间练习之中而无法社交。

换言之，之前弹钢琴的**升华**意义——象征性地在俄底浦斯竞争中战胜老师的妻子、超越"兄弟"—同门以及通过手指表达"激情"——现在和钢琴技能在意识层面太过于关联了。也就是说，她发展出的自我兴趣（弹钢琴）现在被再本能化，而这就让这个自我兴趣和羞耻、内疚与丧失发生了冲突。之后,她防御地跑出了老师的家,远离他,也远离那台被再象征化的钢琴。

卡斯、汗和考伯(Cath, Kahn, & Cobb, 1977)描述了一位女性病人在打网球技能方面"大幅度水平下降"的过程,而此前她是个还不错的球手。在分析中,她指出自己水平下滑起始于听到一个男网球爱好者的评论,说打网球是"绝佳释放攻击性"的方式。当病人还是青少年的时候,病人的妹妹溺水死亡,过了没多久,她的父亲又因肝衰竭去世。在一次治疗小节中,她说:"……我不想恨任何人,无论是网球场还是其他任何地方"。

卡斯等作者对这个案例的概念化是:"……她仍然……为这些事[感到]内疚,认为她因为自己的嫉妒而以某种方式促成了他们的死亡。其结果就是,她……极度恐惧给他人造成伤害……这样,当一个人无心地暗示说她在网球场上'释放她的攻击性'时,她就变得失功能了"。也就是说,当她打网球的自我兴趣被再本能化后(获取了字面意义上杀人的含义,这来自于她对父亲和妹妹冲突感受的**置换**),她感到内疚,因此就建立起**抑制**打网球这个自我兴趣的防御。

自我保护功能

自我保护功能可能会获得杀死其他人的象征含义。这在精神分裂症患者身上并不罕见,但也可能会出现在一些经历"幸存者内疚"(Niederland, 1981)的人身上。简单地说,此时一个人感到内疚,是因为自己活下来而另一个人死去这件事被赋予了自己杀死逝者这一潜意识象征意义(见前面自我兴趣中的例子)。当内疚和一个人被攻击性化的自我功能冲突时(等式:自我保护 = 杀人),不仅此人的自我保护功能可能被关闭,而且**转向自身**的防御也可能启动,增加其自杀风险(见第八章)。

执行功能

协调性和攻击性欲望的执行功能自身也可能被**性欲化**。例如,在大学兄弟会这样的情境中,可能存在一种群体思维(并在这个环境中制造出一种社会价值系统),将任何对性驱力的协调都视为"娘炮"或"孬种"。换言之,把控性满足的念头——如进行选择、找到时机、谨慎评估和决定释放驱力的方式等——在意识中或潜意识中被等同于女性特质或缺乏男性特质。而一个青春期后期的男孩常常不想表现得太怂,也会对此感到羞耻,因此他可能会为了防御羞耻而关闭掉执行功能并变得性滥交。如果混合了**逆恐行为**和对冲动控制功能的抑制,性滥交就可能变得十分危险。

这类防御性抑制不只会发生在男性身上。在经典影片《最后一场电影》(The Last

Picture Show，Bogdanovich，1971）中，女演员斯碧尔·谢波德（Cybill Shepherd）扮演了一名高三女生，她由于"性选择＝社交孤立"这一等式，为了融入群体而抑制了自己的执行功能。因此，为了防御被他人孤立（社交焦虑），她不幸地被一群有钱、行为不端的同学胁迫，卷入无情感的性活动中。

49. 理想化（Kernberg，1975；Kohut，1971）

你认为某人是最棒的，但这其实并非事实。

人们可能会因为如下原因将某个人理想化：

a. 自恋的**投射**（Freud，1914a），以缓解对自身不足感的羞耻。

b. "夸大自体"意象和"理想化父母形象"的融合（Kohut，1971）：在荣耀化地扭曲他人（"自体客体"）价值的基础上，人们混淆了他人和被高估的自己。

c. 爱，以避免体验失望。

d. **移情**（Freud，1914b）：他们认为其他人拥有某些他们在孩童时期曾理想化的家长的特质，也因此就忘记了之后对家长的失望。

50. 贬低

你认为某个人卑劣可鄙，然而事实并非如此。你这么想是为了维护你自身的自尊。

尽管贬低这个机制在自恋人格者身上相当常见，但是贬低也可以以更为隐蔽的方式发生。常见的在临床中的体现就是治疗过程中，病人抱怨治疗并不能帮助他们，而不顾已经进行了相当多治疗活动的证据（亦即，病人的抱怨并非基于事实）。

小提示

当一个人抱怨"治疗帮不到他/她"的时候，你需要考虑是否要继续治疗此人。首先，尝试将病人的贬低诠释为一种防御，防御的是要更进一步依赖你——治疗师——而体验到的焦虑。如果这个诠释不成功，那么你可能已经和该病人达到了"最大治疗效果"，此时无论对病人的利益还是对你，最佳的路径就是将他/她转介给另一位治疗师。以下的组合——对你的**贬低**、**分裂**（即你"全坏"）和**投射性指责**（都是你的错），再加上病人抽象能力有限——是一系列防御丛，它可导致此人以站不住脚的医疗事故名义控告你。

青少年期及以后——第二生殖器期(13—20＋岁)

51. 幽默(Zwerling, 1955；Vaillant, 1992)

你开始开各种玩笑,这样你就不用去想你其实有多不开心。

　　一名33岁土生土长的纽约人 OD 先生移居到南方,他就和女性关系中体验到的抑郁和焦虑前来找我咨询。第10次治疗小节中,正当他在我办公室就坐时,他开始大声地拍击自己的嘴唇。然后他突然用一个家喻户晓的声调问我:"呃……怎么样啊,医生?!"①

　　待我笑完之后,我们讨论了他对兔八哥惟妙惟肖的模仿,他提到他最近一次想找女朋友的羞辱经历。我们理解到,他和我开玩笑部分是出于防御,保护他不去体验抑郁情绪。与此同时,他也扭转了位置,在我得以去探索他痛苦冲突之前先来问我问题(**事实前的向攻击者认同**)。

　　幽默并非总是一种防御机制。有时候,你可能会有目的地注入不恰当的含义、各种夸张、凝缩的典故、和驱力相关的幻想、施虐性的象征以及语法颠倒来制造乐趣。

　　如果幽默成为了一种潜意识自动行为(在某些特定情境中自动出现的防御性反应),其特征包括变得"情绪高涨"(hyped up)、快速讲话、讲笑话开玩笑并感到不可战胜,而这一切都是为了缓解抑郁、愤怒和羞耻情绪的话,我们可以称之为轻躁狂(Hartmann, 1939；Lewin, 1950；Almansi, 1961)。

小提示

　　不用总是将幽默当作防御。除了幽默本身的愉快面向之外,治疗中的人们在获得对自己的洞察、有了更敏锐的观察自我和整合能力时,也可能会开玩笑、讲笑话。

---

① 【译注】原文是"Eh…What's up, Doc?!"这是美国华纳兄弟公司动画品牌"乐一通"(Looney Tunes)中兔八哥(Bugs Bunny)的口头禅。

52. 具象化(Blos，1979)

你不再使用抽象思维(但其实你有抽象思维能力)，相反，你去找某些具体的、物理的原因来解释你的问题。例如，你责怪"化学物质不平衡"，或认为是某种病毒让你卷入不快的关系，这样就不用真正思考这些有问题的关系了。

> 一名58岁的女性由于29年的婚姻出现明显恶化而感到抑郁。她问我："你不是有药能让这一切麻烦都消失吗？"我说："把所有都归结为某种化学物质会容易些，不是吗？"她回答说："是啊。好吧。我想我必须得谈谈我所处的噩梦婚姻了！"

在另一个案例中，PW女士，一名受抑郁困扰的50岁女性邮递员，坚称自己"低落的情绪"是雌激素水平低造成的，而不是不快乐的婚姻导致，展现了对抽象功能的抑制。

> 为了治疗她的抑郁，PW女士的妇科医生给她开了结合雌激素。但之后，她开始出现头痛，并担心自己会得癌症。她向家庭医生抱怨，家庭医生给她开了止痛剂，并做了一些检查(结果全部是阴性)。我向她诠释，所有这些具象化表现(对抽象功能的抑制)都是不去面对情绪冲突的方式。
>
> PW女士不好意思地承认她曾经因为抑郁住过院。同时，她也对要依赖任何一个医生来获得情感支持感到恐惧。之后，她开始去讨论因为操纵丈夫的注意力而感到的内疚和羞耻。
>
> PW女士的部分经历如下：当初她只对丈夫的钱感兴趣，为了获得安全感，也为了逃离她黏腻的母亲，母亲操纵这个男人娶了她。
>
> 我解释，她的**具象化**(对抽象思维的抑制，认为抑郁主要是激素水平导致)保护她不去体验内疚，并暗中获得他人注意。之后，PW女士开始能够理解这个抽象的概念，即她想对她丈夫用后弃之，而对此她产生了内疚(自我批评)，这才是导致她出现抑郁情绪的原因，而非什么幻想中的躯体疾病。她的冲突促使她去寻找具象的解决方式，这样她的施虐/剥削愿望就可以保持潜意识状态，同时在远离丈夫并邀请男性医生照顾她，给她做身体检查时触碰她的过程中获得部分满足。

巴斯(Bass，1997)发现一些接受高频精神分析性治疗的病人会抗拒分析师明显正确的诠释。例如，这些病人会具象地认为分析师对他们的迟到感到愤怒，而看不到他们可能在投射。巴斯解释说："……分析师得以诠释［MB女士］感到必须让分析师符合她的感知的方式……［MB女士］说：'我想改变你。我想你更像我，而不再是不同的。'"。病人的具象化是一种防御，缓解她在对治疗师**移情**中出现的分离焦虑。换言之，当分析师诠释某个投射时，这对MB女士意味着分析师和她想的不同。而这个感知导致她产生分离焦虑——让她恐惧她和治疗师不是一体的。她**具象**地拒绝接受分析师的诠释其实防御的是对分离现实感到的焦虑。

53. 不认同(Greenson，1968)
你努力不去像某个人，此人通常是你的母亲或父亲。

一名21岁女性LZ，不太情愿地告诉治疗师她现在对嫁给未婚夫感到有些犹豫。她母亲不喜欢这个男人，但是LZ女士为他的一些越界行为辩护，声称都是"小事"，并说自己的母亲"强迫"。我指出，她似乎不想像她母亲那么"挑剔"。她回答说，其实她并不爱自己的未婚夫，但是她讨厌自己的判断竟然和母亲的判断一致。她得出结论说，她**不认同**母亲明显的批评倾向，而这正是让她决定嫁给这个男人的一个因素。

54. 团体形成(Freud，1921)
你让自己身处在一个团体中，这样你就无须去为情感亲密或性的愿望做出什么行动。借由待在团体中，青少年(防御性地)减少了他们对身份同一性弥散和性的焦虑。但是一个成年人使用团体来缓解身份同一性弥散焦虑和对性的焦虑时，他/她可能是在防止亲密关系的发展，或者如果此人已经结婚，则可能是有目地或无意间地制造和伴侣的情感距离。

一对年轻夫妇因为吵架的事情前来咨询我。妻子对丈夫每天晚上下班后，置妻子和他们两岁孩子于不顾而跑去玩桌球感到非常不满。而丈夫则埋怨妻子对他失去了性兴趣。

通过评估中获得的其他信息，我判断丈夫和妻子都没有太多的抽象能力。丈夫为自己的"权利"据理力争，并感到妻子在"控制"他，尽管他一口咬定自己对妻子很忠诚，并爱着她和孩子。妻子也为自己的"权利"辩驳，称不是丈夫想要就可以有性生活的。

由于他们有限的自我功能运作，我决定使用支持性技术来帮助他们解决问题（见第七章）。我告诉丈夫，婚姻意味着要放弃一定量的个人自由（例如，就不能每天晚上都和自己的哥们打桌球了）——如果说他至少还想和这个特定的妻子维持过得去的婚姻关系的话。他回应了我的说法（基于相互共情的客体关系理论），透露说他其实害怕自己照顾孩子。他觉得这都是"女人的工作"。他在男性同伴的陪伴下（防御性地）感到更舒服自在一些。

我更进一步，通过暴露有限的个人信息作出表率（自我暴露和作榜样都是支持性治疗技术），说我个人发现参与照顾我还是学步期的儿子其实是件相当有成就感的事，而且我也认为照顾孩子并非是女人的工作（这里我和他作了辩论——这是另一个支持性技术）。他显得很吃惊，说决定试一下。接着我补充说，我认为如果他能更多帮助妻子，他的妻子可能就会对他的性求爱更有回应（这是催眠后暗示，也是针对妻子的忠告）。妻子立刻积极地答应了。

在社交情景中，很多寻求一段亲密关系的成年单身族常会对典型的"单身俱乐部"感到恼怒和失望。失望的一个原因似乎是这类俱乐部呈现出两种相互冲突的理念。一方面，这些"俱乐部"理论上应该是提供一个让想要找到亲密关系的单身族会面的场所，之后他们可以离开俱乐部有机会去私下评估一对一关系的可能性。但另一个相反的理念则认为单身俱乐部就如同青少年时期那种永恒团体活动的再现与复制，此时则会限制一对一的亲密接触（亦即，此时单身俱乐部是给整个"帮派"活动用的）——这时，**团体形成**成为了防御一对一亲密的机制。

55. 禁欲主义（A. Freud, 1936）
你回避和人的接触以回避痛苦的丧失或批评。

一名 55 岁退休的海军上校一直未婚。他的性生活主要就是和他在不同海港酒吧遇到的女人——有时候是妓女——的一夜情。没有了海军赋予的结构化生活后，他感到抑郁和孤独。当我探索地同他为何不至少去试试城里军官俱乐部的欢乐时光活动时，他抱怨说那里的女人不仅要性交，还想要一段"关系"。他会对这些女人和客体关联的愿望感到厌烦，而这些女性也会对他不怎么绅士的态度多有微词。他解释说自己的母亲在他一岁前就去世了，他被一连串不同的保姆、管家养大，而他海军总司令的父亲要么是在出海中，要么就是在家里喝的酩酊大醉中。上学时，他感到因为自己运动能力不佳而被女生嘲笑。

也就是说，他的禁欲主义似乎是防御他不去体验他和作为人类的女性交往中体验到的焦虑、愤怒和羞耻。

56. 同性客体选择

你的同性"哥们/姐们"缓解了你对异性恋关系的焦虑。这不同于同性客体选择，它是一个十分复杂的议题，有大量相关文献。

这一防御操作常见于潜伏期儿童和青少年身上，他们倾向于和同性朋友结伴，以回避对异性兴趣带来的焦虑。但是在一些特定的成人身上，对异性亲密关系中体验的焦虑或抑郁（失望）可能会让他们更倾向于和一个同性朋友共度时光。例如，有些男性会忽视家庭，却更愿意和某个垂钓或觥筹好友在一起。相类似的，比起和丈夫的关系，一些女性在情感上可能和某个女性朋友更亲密，或者更愿意和同性朋友相处。（见防御54团体形成中的案例。）

杂　类

57. 以一种情绪对抗另一种情绪(Ackerman & Jahoda，1948)

你聚焦于某一种情绪反应，以回避体验另一种情绪。

有些父母对自己青少年期的子女晚上在外面逗留太久、违抗他们定下的规矩表现得过度愤怒，但这些父母常常是不能面对他们对孩子安全和性格发展的恐惧和担心。

那些为了避免体验亲密伴侣关系中焦虑而经常变得愤怒的人可能是边缘性的，他们抵御的是自体—客体融合焦虑。

58. 高度抽象化

你荒唐地过度使用抽象理论。

尽管在精神分裂症中我们通常见到的是抽象能力缺陷，但一些聪明的精神分裂症患者可能会进行极端的抽象活动，同时还伴有**言语否认**和**重构现实**。

一名患有精神分裂症的女大学生称我为"菩萨"。她解释说，这个词是用来描述印度智者的。她说，她之所以把这个词用在我身上是因为我看起来很智慧，所以这个词很合适。之后她得以在将我比为印度先知的抽象论述中穿插了对人生意义的阐释。

后来我从她那里得知，其实她非常恐惧我会死掉，而她所谓对我、对世界的智力化抽象理解实则是在保护她不去想起我生命的有限性。然而不幸的是，她的**高度抽象化**防御并不十分有效。后来她发展出一个妄想，认为只有她死了才能保存我的生命，于是就威胁自杀。我不得不让她住院，并将她转介给另一位治疗师。

在非精神病性的人身上，**高度抽象化**可能是一种回避关联某些特定感知和记忆的手段。雷尼科（Renik，1978）报告了一个他治疗的女性病人："对感知觉体验的澄清通过**抽象化建构**得以回避，例如，'这就好像我从远处观看自己（或者）……分裂成两个人'"。（本书作者加粗）也就是说，她使用了**高度抽象化**来帮助自己否认某些特定的令人不悦的对现实的感知。

59. 缄默

你不再讲话以免被发现。儿童身上可能会出现整个一类综合征——有时被称为"选择性缄默症"——对它的描述正是围绕着这个防御操作展开（Kubie & Israel，1955）。

那些长年"沉默的卡尔"[①]，即自动就会安静、不作回应的成年人，可能是在人际上保护自己不体验到社交焦虑（Slavson，1969），如对被排挤和羞辱的恐惧。他可能也在潜意识中躲避，不去面对自我暴露的各种象征含义。

① 【译注】"沉默的卡尔"是美国第30任总统约翰·卡尔文·柯立芝的外号。他以演讲著称，但生活中少言寡语。

这种防御性操作作为**压制**的一种特殊形式、并配合判断力被有意识地使用,在图罗(Turow,1977)的小说《一个 L》①中得到了精湛的描述。他在读哈佛大学法学院第一年时,很担心自己在课堂上发言太过于踊跃,这是因为同学们会嘲笑那些经常贡献回答的"点炮手"(gunners)。因此他决定隔一节课发一次言。

> **小提示**
>
> 　　尽管缄默可能被当作防御来诠释或面质,但治疗中有些病人受客体关系问题和/或抑郁困扰,此时需要你更多地和他们讲话(而不是诠释)来激发他们更多的言语表达(Lorand,1937;Zetzel,1968;Kernberg,1984)。

60. 喋喋不休

你会讲很多话,但这些话并非是病理性赘述或言不及义。

在有所谓表演性人格特质的人身上所表现的喋喋不休实则保护他们不用体验各种不同的焦虑。而有着边缘性人格组织的人则可能通过不停讲话来防止治疗师(或其他人)用问题或想法去侵入他们的自体意象。一些有着"阳具—自恋性格"(Rothstein,1979)的男性在潜意识中将坚持主张等同于男性特质,因而他们可能会过度讲话以避免感到被(治疗师象征性地"插入"他而)去势。

61. 回避

你远离一些情境,因为它们的象征意义引发了你冲突的情绪。

回避通常是一种次级防御操作,它发生在其他防御,例如,**潜抑、象征化**和**置换**已经制造出某个症状(诸如恐怖症症状或某种强迫观念)之后。人们并不"害怕焦虑",这最多只能算是一种目的论②的说法(C. Brenner,1982a),但是人们可能会避免一些场景,他们根据经验知道在这些场景中会出现充斥焦虑的象征性冲突。

例如,飞机恐怖症可能部分地由抵御某些愿望的防御所导致,这些愿望可能包含了想要逃离(有时候是私奔)的想法,因而让当事人充满内疚。之后,当这个人回避去机场时,他/她其实回避的是逃离所代表意义(飞机的象征)带来的冲突,这样,他们待

---

① 【译注】斯科特·图罗(Scott Turow),美国作家、编剧,在 1977 年出版了自传体日记小说,记录自己在哈佛大学读法学院第一年的经历。该书出版后成为多年畅销书。

② 【译注】指在对某种现象进行解释时,从这种现象达到的目的考虑,而忽视造成该现象的原因。

在家里,安全无恙。

　　这个例子来自1973年:在一家医院食堂里,一名年轻貌美的女子扑通一下坐到一群单身二年级精神科住院男医生的午餐桌旁。用一种玩耍、撒娇的方式,她说她发现我们是精神科住院医生,所以想来问我们一个问题:"是什么导致了飞机恐怖症?"对她的问题,我们所有人都回答不了什么,因为那时候我们其实也不知道答案是什么。但我们对她的问题表达了好奇。她卖俏地回答说她本来周末要去佛罗里达州,但却体验到了对上飞机的恐惧。

　　我同桌的一位同事悲伤地问她她要去见谁,这名女子立马站起身来,宣告说:"我想谈话可以结束了!"

　　看着她远去的身影,其他在座的男同事都斥责提问者"把她吓跑了"。而这位提问的同事也无奈地说冤枉。我们当时都猜测她一定是要去见某个男人。酸葡萄撒了一地。

我们在座所有人当时没有意识到的是,这名女子除了意识层面的愿望,即希望我们能缓解她的焦虑,让她能飞行,她可能也在潜意识中希望我们能解救她,也许是救她脱离对某件和性相关事情的矛盾情感。一方面,我们也许能治疗她的担心害怕,这样她就可以乘坐飞机去享乐了。或者是,我们也许会告诉她,她的问题没救,这样她就必须要回避去佛罗里达,无论背后伴随的冲突对她而言到底是什么。

当我的同事询问她要去见谁时,也就触碰到了她可能和性相关的冲突(同时也暴露了他和想象中某个佛罗里达男人的竞争角逐)。于是她离开了饭桌,以回避和这个话题相关的尴尬以及她对诱惑了一桌男生的内疚(也就是说,她对我们也产生了恐怖症状,看起来似乎是通过离开饭桌来回避扰动起来的冲突,无论都是些什么冲突)。

很抱歉,至于这名女子最后到底有没有去成佛罗里达,如果去成了又发生了什么,就没有后续跟进了。我们再也没有见到过她。

62. 被动

你采取了一种依从、顺服的态度。如果你这样做有合理的理由,那么你是在使用判断力(自我功能)来进行"自体可塑性"适应。但如果你只是自动地在那些需要行动的情境中默从,那么此时你的被动则属于一种适应不良的防御。

　　病理性、防御性的被动通常是用来抵挡因想要报复、伤害或者杀戮他人而产生的潜意识内疚。而当一种看似妥协顺从的态度同时还表达了抗拒和愤怒时，我们就可能会使用"被动—攻击"这个术语（这是一种最常被提到的妥协形成）。

　　从正常发展角度看，被动性发展是潜伏期（6—10 岁）的一个里程碑，而这个事实可能会吸引一些教师去教三、四年级的学生。然而，如果被动性和**反向形成**（亦即，服从）在潜伏期太过严格地被强加给孩子，那么这些儿童到了青春发育期就可能会突然爆发而从事暴力、反社会的行为（Meers，1975）。

63. 自大/全能（Freud，1913；Kohut，1971；Kernberg，1975；Lachmann & Stolorow，1976；Blackman，1987）

　　你相信你比其他人认为的价值更高，这样你就不必去面对你的局限性，而这是一个令人不快的人生功课。

　　有这样一些让人无法忍受、全能感满溢的人，他们可能是在发展上遭受了延迟，这也许是因为他们过度宠爱的父母。他们认为自己是特殊的这个儿童期幻想要么是被现实经历加剧，要么就是被满足的不够。因此，他们会认为自己是神送往地球的礼物，仍然是"特殊"的。往好的方面讲，他们很难治疗；对他们自恋特质的任何碰触都会不出意外地导致强烈的愤怒，甚至自杀念头（此时愤怒转向自身，之后被当作一种敌意的操纵）。所以高度全能感的青少年可能只能在精神科医院的情境中获得疗愈。

　　另一种类型的人其实感到自己有局限、低人一等。但是这些自我中心的个体将自己吹胀以回避面对自身的局限性——以及和这一现实相伴的抑郁情绪。他们更多以**防御性自大**运作。在儿童以及有时候在成人身上出现的学习抑制中可能包含了自大的因素，这是因为有必要学习这件事就让一个人不得不去面对自己的**自大**其实是一种防御——这就可能会让焦虑或抑郁浮现到意识中（Gillman，1994）。

　　一名 23 岁的男性研究生院学生 Q 先生在儿童期一直受到母亲的庇护。她防止了父亲躯体虐待这个孩子，而似乎父亲确实殴打过 Q 先生的许多其他兄弟姊妹。除了其他各种问题外，Q 先生也发展出一种自大的观念，认为他对母亲是"特殊"的，而这个想法被他五岁时的一个事件加深了。那时候，他母亲离开了父亲，并开车带着 Q 先生离开。母亲告诉他——至少 Q 先生这么记得的——现在他是"她的男人"了。

　　在一次治疗中,我对他诠释说,他似乎紧紧抓着对自己的这个自大想法,可能是为了避免面对其他和这些儿童期经历相关的痛苦回忆和感受。在下一节中,Q 先生说他担心第二天考试会失利。他问我该怎么办。我问他是否尝试着去学习,结果这话让他几乎不受控制地大笑起来。他开玩笑地说:"这我倒还真没想到!"但他也承认他一直回避学习,因为这"威胁到了我的自大!"

这种自大防御越是和与现实关系或现实检验功能缺陷关联,对病人的诊断就越偏向于精神病(Frosch,1964,1966,1983)。

64. 变被动为主动

含义 1. "你不能解雇我;我辞职!"由于你担心自己成为受害者,所以你自己促成自己的受害以掌控受害发生的时间。

　　在意识不到自身防御动机的前提下,那些遭受虐待的孩子经常会试图让他们的寄养父母也以几近虐待的方式对待他们。在一些性虐待的案例中,受害儿童可能会因为预期再次遭受敌意侵入(**移情**)而变得挑逗诱惑。受虐待儿童表现出的防御丛可能还包括:**诱惑攻击者**、**挑衅挑逗**(性、敌意和惩罚)、**投射性认同**、**投射性指责**以及**向攻击者认同**和**向受害者认同**(Blackman,1991b)。

小提示

　　在孩子得到最后安置前,寄养父母不得不去应对一些可以说是欠招虐待的儿童行为。这些儿童的行为和态度其实是一种试图控制预期中躯体、言语或性虐待及攻击发生时机的努力。所以,告知寄养父母,将这种防御解释给孩子有时候可以帮助到他们。而如果你是治疗师的话,你可以在治疗中将这种防御解释给这个孩子。

　　而且可能也有必要建议寄养父母不要用殴打或隔离等方式惩罚儿童。甚至"短时禁足"(time out,其实也是一种通过隔离惩罚儿童的手段)都可能让被虐待的儿童感到虐待场景重现;那么他们就可能会变得更为偏执、挑衅并**主动寻求更多的虐待(例如,越来越长时间的短时禁足)来控制虐待发生的时机。**

含义 2. 你无法忍受等待,因为你将等待等同于被动,而这也意味着你可能会遭受

侵害。于是,你防御性地采取行动——无论此时采取行动是否妥当——来缓解等待带来的张力。这是强迫观念—强迫行为个体常用的一种防御,它用来舒缓对于关系和判断产生的无穷无尽的疑虑(Kramer, 1983)。

在和一个不断拒绝他的女性经历了波涛汹涌的两年约会后,一个男人在一次周一治疗会谈中对我宣布说,他和这个女人在周末结了婚。他再也无法忍受自己的疑虑了,所以他说,他就"直接做了:如果我犯了错误,你会帮助我熬过离婚"。

几个月后,果然如此。

65. 躯体化(Kernberg, 1975; Deutsch, 1959)

尽管缺乏医学证据支持,你对自己的身体及其功能有意识层面的象征性恐惧。你聚焦于自己的身体以回避抑郁、孤独和由于(通常是口欲)剥夺导致的痛苦情绪造成的不如意。

躯体化的成因并不简单。在诊断连续体更偏向病态的一边,身体意象(Schilder, 1935)、本体知觉、现实感以及整合(亦即,躯体妄想)方面的缺陷都可能导致一个人出现和**躯体化**防御一样的主诉。

一名55岁离异女商人出现了腹痛的症状。两年前,她的血清脂肪酶在短期内略有上升,为此医生决定给她进行一次彻底的腹腔检查,尤其看是否有胰腺癌的迹象。最终并没有发现任何生理病理问题,脂肪酶的异常也再未出现,也没有发生其他躯体异常情况。

然而两年后,她还是抱怨会恶心,并拒绝进食,因此也显得面黄肌瘦。为了能管饲喂养,她之前还接受了腹上部插管,并服用不同医生开的抗抑郁药、止痛剂和止吐剂。她现任的内科医生仍继续给她开这些药。

在她再次被医院收治住院以稳定病情时,她也来咨询我。在面谈中,她坚称自己的疼痛是"真实"的。尽管我得知她就在疼痛出现前刚刚经历了一段异性恋关系的创伤性断裂,但她否认她对此有什么情绪反应,并肯定她的疼痛与此无关。

她也从所有人际关系中退缩;并且在我面质说不吃东西会导致死亡后,

她说，"我会回家慢慢等死。这世上没什么值得留恋的"。

我的感觉是，她处于退行状态，并对胃痛发展出了某种躯体妄想。我建议她服用精神病药物，并去精神科医院住院。在不懈坚持地使用辩论和理智化这样的支持性技术（见第六章）后，我终于帮她看到这两件事的必要性，尽管她也仍然固执地认为自己的腹痛是被某种还未发现的躯体疾病所导致的。

从病因角度看，诊断连续体上略微不那么严重的一端有躯体转换症状，这些转换症状绝佳地在象征层面防御着各种冲突，以至于人们通常都不会去顾虑那些被影响到的身体部位。夏柯（Breuer & Freud，1895）将有躯体转换症状病人这种无所谓的态度讽刺地称为"美丽的无差别"①。

一名 38 岁已婚女性接受精神分析以治疗惊恐发作、飞机恐怖、广场恐怖和性抑制等问题，而这些问题都是在她丈夫一次骑马事故摔伤腿后出现的。在治疗的这个阶段，我们已经了解到，躲在家里可以让她不用想到自己对丈夫出事感到的内疚：从象征层面看，她对丈夫各种愤怒（要伤害他）的愿望因这次事故而成真。而她 12 岁时，挚爱的父亲也是在一次和马有关的事故中过早离世，这更加剧了她现在的病情。

她治疗一年后，我准备度假一周。她问我去哪儿。我尝试去探索她，为何想要知道并澄清这里是什么防御和情绪正在运作。但是，她只是平淡地回答说，她为自己表现过于好奇而感到抱歉。她祝福我和我妻子②会有一个愉快的假期。

等我返回后，她报告说来我办公室会感到恐惧。她担心会得知我死于飞机失事，并感到对我有些"莫名其妙"的愤怒；她对这些感受的联想是她父亲的死亡。我将她对我的愤怒联系到之前她幻想我会和我妻子一起享受假期，听到这里，她在躺椅上身体一下僵直了，手紧紧勾抓着的状态好像要用指尖抓住什么。她说这种反应都是不由自主、不受控制的。

我以分析性方式处理了这个急性的躯体转换症状，即询问她的联想。她

---

① 【译注】"美丽的差别"（la belle difference）是法语习语，用来描述男女差别是一种"美丽的差别"，因为女性是美好的。这里夏柯故意说了反话，因为"无差别"这个词还有"无所谓"的意思。

② 【原注】事实上，当时我还未婚。

说她不想做错事。她将我当作喜欢的治疗师。她痛苦地记起她曾想（用手）掐死自己的母亲。突然间，她痛哭起来，因为她想起她当年希望她母亲死掉，而不是她父亲！

等她哭得差不多时，我部分地解释了移情：她在躺椅上麻痹僵直，这样就不会伤害到我。我需要留下照顾她，也就因此无法回家返回到我妻子身边。她又哭了一会儿，之后手的强直状态消失了。她又想起一件事，大概是从五岁起她就想和父亲同睡一张床。当她发现卧室门锁着，她就跑到一个哥哥的房间，还想着："我希望我父亲死掉。如果我无法拥有他，那么这样谁（包括我母亲）也无法拥有他！"

病人的躯体转换症状——手部痉挛——之所以出现是惩罚她对母亲的敌意愿望，并阻止她将这一愿望行动化，同时迫使父亲来照顾她。事实上，多因素决定（多种意义）中还包括了更多的内容，这些隐藏在躯体痉挛背后的防御元素及其意义在之后的几次治疗中都得到了一步步的分析。

66. 正常化（Alpert & Bernstein，1964）

因为要承认你出现了情绪困扰会让你不舒服，所以你说服自己，自己一切都好，而你只是在经历人生正常的、所有人都会体验到的起起伏伏。例如，一名 32 岁已婚、脾气暴躁的女性说，"朝你孩子喊叫很正常，不是吗？"这个防御可以说是**夸大**防御，即各种不同变式的灾难化和病理化的相反面。

正常化在那些被介绍来进行情感问题评估的孩子的父母身上极为常见。他们倾向于对自己孩子的病理性问题视而不见，即使他们都同意评估是需要的。所以，和这些父母探讨他们的正常化防御如何保护他们不去体验哀伤和自责对于和年幼儿童病人家长建立治疗同盟来说可能十分重要。

> **小提示**
>
> 对于那些在咨询过程中使用正常化的成年人也没必要太过于小题大做。看看是否还有伴随的**最小化**、**合理化**以及**外化**等防御。轻柔地帮助病人使用其观察自我以让他们注意到这些防御的存在。不要忘记，这里被防御掉的很可能是令人十分难堪的异常情况。

67. 戏剧化

你在自己的行为或言语中注入多余的情感以缓解对于未被人注意的冲突。

> **小提示**
>
> 尽量不要去评论使用戏剧化防御的人的愿望（被人注意）。对他们更有治疗意义的方式就是让他们注意到戏剧化的防御面向——保护未被人注意带来的恐惧。

68. 冲动化(Lustman, 1966)

撤销的一种特殊形式,防御性的冲动化必须和冲动控制缺陷鉴别区分(后者是一种自我力量：见附录2)。

作为一种防御,一个人行动化某种渴求以缓解紧张或不愉快的情绪。例如,一个女人在丈夫离开她后立刻出门和一个陌生人发生"艳遇",以此来缓解她的抑郁。

这一防御也在热播剧《欲望都市》(Sex and the City)的几集中有所展现。在这部电视剧中,几个女人戏耍地尝试"休闲性"或"像男人一样性爱"的行为以此来缓解遇人不淑、遭遇自恋/精神病态男性而带来的不愉快、孤独、性挫败和自尊下降。

69. 物质滥用(Wurmser, 1974)

你使用各种药剂来驱散强烈且通常是不愉悦的情绪。

大多数聚焦药品毒品和酒精滥用者的媒体都谈及(冲动控制方面的)自我虚弱。然而,并非所有物质滥用者都是虚弱的。有些人使用各类物质来缓解极端痛苦的感受。对那些有略好些自我功能运作的滥用者诠释这些物质的防御性作用可能会对他们有所帮助,尤其是在他们首次戒断后。

70. 黏附(Schilder, 1939)

黏附着拒绝你的人,以此来缓解失去此人的抑郁情绪,当此人(共生性客体)不在视线内时的自尊下降,或者对此人的敌意冲动带来的焦虑。

71. 哀怨

之所以哀怨是因为你不想看到你想被照顾、宠爱的这个未被满足的愿望中令你羞耻的婴幼儿特征。

事实上,抱怨者可能会责备自己导致自己不快乐,但相比其他时候,他们在抱怨的时候其实更少些不快。

72. 假性独立

由于你对自身的口欲愿望(让他人照顾你或依赖他人的意见)感到窘迫,所以你变身成为独行侠,不依靠任何人(Kaplan,1990)。

> 一名61岁的投行从业者 K 先生刚刚经历了一次心脏病发。然而,他不顾心脏科医生让他休息几天的命令,被护士看到他在医院病房来回踱步,用手机指挥管理着各类投资,还偷拿着香烟(摘了氧气)跑到医院大厅。

K 先生的**假性独立**排解了他对需要医疗照护感到的难堪,因为他将医疗等同于令人羞耻的婴幼儿口欲满足。请注意他还同时使用了**自大和对现实感的抑制**。

73. 病理性利他(A. Freud, 1936)

它组合了**投射**和向受害者认同。帮助有需要的人让你得以忽视自身的口欲(依赖)渴求,而这些需要被投射到受益者身上。你以此代理性地享受了被照顾的满足;同时,你以剥夺来惩罚自己,缓解了你对自身贪婪需要产生的内疚。

正常的利他主义来自于配合超我分享、慷慨等价值观的共情性协调。但是,病理性利他则是一种有害的、自我摧毁的防御,它通常和**受虐性挑衅**、**反向形成**以及**自大**等防御共存,导致当事人可能会不明智地将大部分毕生积蓄拱手送给了值得怀疑的事业或组织机构。

74. 心理操控(点煤气灯)(Calef & Weinshel, 1981;Dorpat, 2000)

为了驱散你自身紊乱的感受,你在其他人心里制造心智紊乱。而接收一方慈祥地内摄了这些扰动。或者你让其他人相信他是愚蠢或者快疯掉的。经典电影《煤气灯》[①](Gaslight,Cukor,1944)的标题是这个术语的来源。

---

① 【译注】电影《煤气灯》中,男主人公(丈夫)为了逼疯女主人公(妻子)而故意让煤气灯忽明忽暗。当妻子问起时,丈夫则说这是妻子自己心智出现问题才以为煤气灯亮度有变化。之后,"点煤气灯"就成为英语口语中"操纵"、"试图逼疯他人"的同义词。

> **小提示**
>
> 一个点煤气灯（心理操控）的受害者可能是前来咨询你的人。如果你并未见到"点灯人"，那么这是一个棘手的情况，因为点灯人可能一次都不肯来，而将所有问题都归结于"被点灯人"。注意不要轻易发表对所谓加害者的意见。你可以尝试诠释这个防御，指出病人描述的方式似乎显得他们对于自己"有毛病"感到更自在一些，而不太愿意批评那些让他们感到疯狂的人。

75. 最小化

你意识到一个令人痛苦的现实，但却有意缩减它的重要性。你可能会经常说，"没什么大不了的"。

将这种防御诠释为具有病理性质可能会遇到困难，尤其是自助类书籍倾向于鼓励更多地使用这种防御（如《不要为小事流汗》[Don't Sweat the Small Stuff, Carlson, 2002]等书）。

最小化防御经常和**对批判性判断力的抑制**同时出现，这在青少年身上表现得尤甚。如果再加上**对抗恐惧**的防御机制，那么这个人就遇到麻烦了——不能批判性判断、缩小危险并倾向去以冒险的方式行动。

> **小提示**
>
> 当这种防御具有病理性而去诠释它时，你可以告诉病人说，你意识到他们的一些反应，其实可能不是"没什么大不了的"。不过，要确保他们使用这类表达（或类似表达）的频率确实有点高，或者他们使用这类表达的情境让你认为他们在隐藏其他不愉快的想法。

76. 夸大 (Sperling, 1963)

你将某件事放大，通常这样做后你和其他人就不会认为你有不足了。

灾难化。这种防御的一个变式被称为**灾难化**。它出现在一些把相对不太重要的事件当作灾难的人身上。

一名三年级女孩将成绩为 C① 的家庭作业带回家。她的母亲看后告诉她说,她必须做得更好,并要求她早睡觉以此惩罚她,还教训她说拿这么差的成绩以后就别想上大学了。

正如上例展现出,灾难化通常防御的是一事无成或糟糕情境会持续所带来的焦虑。

病理化。夸大的第二种亚型为**病理化**。它指的是人们将某些相对正常的反应判断为情感紊乱。

PQ 女士感到担心,因为她唯一一个两岁的女孩有时会打她。此外,这个孩子还未接受如厕训练。进一步探索这个情况后我得知,当母亲没有关注女儿时,女儿会打妈妈。

我对 PQ 女士解释说,两岁的孩子通常还完不成如厕训练,而且它很可能持续到三、四岁,尤其是家里第一个孩子。

关于打妈妈的情况,我告诉她说这在两岁孩子身上是很常见的情况。她需要告诉女儿不可以再打妈妈了,而是直接告诉妈妈她想要什么。

PQ 女士将孩子打人和缺乏如厕训练当作是病理情况。就如厕训练而论,她**病理化**了孩子的表现以缓解她对孩子可能永远无法完成如厕训练的恐惧。而就孩子打人而论,她同样也是**病理化**了一个感到挫败的两岁孩子的正常反应,以此回避面对孩子对母亲时间和关注的攻击性诉求。

对孩子来说其实并没有什么大碍,但抱怨身体不舒服进行过度反应的父母可能对孩子生病这件事变得过于投注。这类父母由于多重投射和共生性幻想作祟,可能会发展出对孩子"需要"医学诊断和特殊治疗的持续性强迫观念;有时候孩子也会因想要适应、满足他们紊乱父母的愿望而发展出连续性的精神躯体或心理生理症状。美丽塔·斯贝玲(Melitta Sperling,1957)将这种情况命名为"精神躯体式客体关系"以描述一些母亲和她们年幼孩子的病理性联结。再往后,儿科医生将这个问题称为"代理孟乔森综合征"(Mason,2001)。

---

① 【译注】相当于优良中差里"中"的水平。

77. 泛化 (Loeb, 1982)

你将某个人视为你不喜欢群体中的一分子，这样你就无须如此恨那个人了 (Blum，1992)。

> 一名已婚中年男性通过分析性治疗意识到，他对妻子的"和善"其实是缓解了他对妻子所持攻击性而生的内疚；他同时还意识到他在潜意识中通过"用友好将她杀死"的方式来表达敌意。之后他说，"但所有女人都很麻烦啊！"

换言之，他的敌意现在转向了"全部女性"群体（防御上作了改变），这样他仍然无须去面对他对妻子抱有的批判 (C. Brenner, 1975)。

78. 重构现实 (Freeman, 1962)

在否认现实后，你改变了你对所发生情况的观点。

神经症性的人会用这种方式来缓解内疚或焦虑。坎瑟 (Kanzer，1953) 建议治疗师和这类病人工作时，在基本上解构他们混乱的描述后，找机会和病人重建当前的现实。也就是说，如果一个人对事情有扭曲的看法，那么在弄清存在的扭曲后，也许还需要去澄清故事中还遗漏了什么，并帮助病人将空缺的部分补充上。

更常见的情况是，现实带来痛苦，所以精神分裂样或外显精神病性的病人会以自闭的方式创造出他们自己的现实以辅助退缩的防御。

注意。在包括小说家在内的艺术工作者身上，他们创造出自己现实与世界的能力常常和他们服务自我而退行的能力相关，而后者并非是一种防御（我更倾向于认为它是一种自我力量）。因此，拥有写出像《黄金罗盘》（1996）这种幻想小说的能力并不意味着作者菲利普·普尔曼就有精神病性问题。相反，他表现出一种**形式退行**（即利用某些初级过程幻想）的能力以协助他创作性写作的智力活动与追求[①]。

79. 移情 (Freud, 1914b; A. Freud, 1936; Loewenstein, 1957; Marcus, 1971, 1980; Blum；1982)

首先，你潜意识中将对过去情境和关系（包括渴求、内疚感受和行为预期）转移到

[①]【原注】另一方面，有些创造性作家确实有精神病性问题——至少在某些时候——这点也很有意思，埃兹拉·庞德就是其中一例。【译注】埃兹拉·庞德 (Ezra Pound)，美国"意象派"诗歌代表人物。

当前某个人物的意象上。然后,你用过去应对相同或相似情境使用的防御来对当前的人作出反应。

这由上述两个步骤组成的防御帮助你忘记过去发生的事情(Freud,1914b)。同时,通过再次亲身经历、以一种置换的形式体验这些不愉快的记忆,你试图掌控它们以及/或者象征性地改变结局。

> 一名40岁的外科医生G医生因为总是迟到而来找我咨询。这个问题给他在医院的工作带来了严重的麻烦,尤其当涉及手术安排时。他还曾经因为没有按时完成病历记录而被停了医疗岗。

> 当我们在电话里预约他首次访谈时,我曾提醒他带支票以便支付访谈费用,他也同意了。当首次访谈接近尾声时,我给了他一张结算单。他说他忘了带支票簿了,问我他下次支付是否"可以"。我想了片刻,回答说:"不行。"

> 我们当时都站着。G医生看着我的眼睛。他略带些烦躁地说:"你难道认为我会赖账吗?"我回答说这并不是主要问题。他此前已经答应我了,但是现在却想要打破承诺,而他也想让我网开一面。这似乎非常类似他在其他许多情境中"迟"的表现,而他也对其他人没有对他宽宏大量感到不快。我认为很重要的就是他按照之前允诺的支付费用,之后我们去分析到底什么让他愤怒。G医生说:"我在街角看到一台自动提款机。你觉得我可以现在去取点钱然后支付你吗?"我回答说可以的,他可以取完钱后将费用交给我的办公室主任,而办公室主任会作相应的对账单记录。

> 之后,G医生去取钱并回来交了费用。在其后六年的分析中,我们发现他在第一次面谈中的表现重复了他和父亲问题中的两方面。首先,他想要通过违背约定来表达对我的敌意,再让我像他父亲常做的那样对他宽宏大量而让他"逃避责任"。其次,他通过违抗来激惹我去惩罚他,这也是他父亲会做的事①。

这些**移情**保护了病人,让他不去回想对父亲的愤怒。直到我们得以分析这些行为之前,他一直都在**理想化**着父亲。分析他试图和我作梗这一行为的**移情**基础对于他最终理解并消除自身严重拖延问题起到了相当大的帮助。

---

① 【原注】经典精神分析对于治疗严重人格问题的一个优势就在于躺椅的使用。此时分析师不在受分析者视线内,他/她坐在受分析者后面,这促进了可被分析移情的浮现。

80. 解离

你不仅只是忘记一个想法（**潜抑**），而且你还对自己某些方面完全没有知觉，如身份同一性的某些元素、驱力渴求、内疚反应、记忆及防御。

一些心理治疗师和分析师（I. Brenner，1996，2001）报告说在一些儿童期遭受性虐待的成人病人身上会观察到"替身"（alters，指替代人格），他们因此提出理论说，解离是人格整块面向被"分裂掉"的过程，这些被分裂掉的部分变成潜意识，并防御儿童期产生的灼热情绪。

阿姆斯特朗（Armstrong，1994）指出多重人格障碍（MPD）[①]的鉴别诊断中包含了精神分裂症："许多多重人格障碍的症状……看似模拟了精神病性现象，例如，听到内部声音，体验到'制造的'感受和行动。"（Kluft，1985）

相反，塔吉特（Target，1998）在其文献综述中指出，很多研究都发现，所谓"恢复的记忆"其实是由治疗师引导的虚构。一个相类似的观点是（Frosch，1983；Gardner，1994），当人们相信他们被他人占据，而这些占据他们的人才是其冲突态度的来源时，这些人的信念中包括：**潜抑、（情感）隔离、分隔处理、分裂、压制、搪塞、移情、对观察自我的抑制**，加之**泛灵化**和具象思维。这些自我功能缺陷和防御组合丛是许多精神分裂症中的标准配置，这让很多作者认为多重人格障碍从本质上讲是一系列出现在高智商精神分裂症患者身上的妄想（部分具有防御性质）。（Rosenbaum，1980）

惠特玛（Whitmer，2001）以一种完全不同的思路提出了解离概念的另一种定义："……在解离中，主体通过他者对主体自身感知觉赋予的意义来建构其体验……。"

尽管他并没有从防御活动的角度去描述解离，但我认为使用另一个人去形成自体意象的行为至少部分地讲是一种防御性操作。至于防御的是什么情感，情况不同也会有所不同，但是自体分解（"湮灭"）焦虑可能是其中之一。

就临床而言，惠特玛的定义适用于许多治疗中的人，他们似乎将如何看待自己这件事交给了治疗师、妻子、导师、老板或其他人等。

81. 恐光（Abraham，1913）

你回避亮光，以此回避某些情况，其中包括去看（偷窥）尤其是被禁止的性情境这

[①]【译注】"多重人格障碍"这一诊断标签近几年被重新命名为"分（解）离性身份障碍"（Dissociate Identity Disorder，DID）。

一令你充满内疚的愿望①。

这一防御常常是广场恐惧症的一个特征。有些人对于亮光过于"敏感",可能会让你调暗咨询室的灯光(考虑到多数咨询师的办公室一般都不会过于明亮,因此这是个很不同寻常的要求)。

> **小提示**
>
> 当病人要求你调暗灯光时,你可以跟他们指出,似乎他们是在将潜意识愿望置换到治疗小节中"不想看到太多"上。之后,他们不想看到的事物就可能会意识化,并伴随着被防御的情绪。

82. 情感淡漠(Greenson,1949)

你对于参加某个活动表现得没有什么特别的兴趣。

情感淡漠的人不一定是懒惰或消极的。他们表面上对事情缺乏积极性,实则是保护他们不会失望以及/或者对暴露个人信息的焦虑。与此同时,他们也就无须察觉到自身高度婴幼儿的被照顾的口欲渴望或者去面对他们想要控制世界(以及不被控制)的施虐愿望。

83. 恐吓他人——霸凌(Knight,1942;Blackman,2003)

很常见的情况便是,这种行为用来缓解霸凌者对于失去爱的内疚或焦虑。奈特(Knight,1942)发现"……攻击性的态度挑衅了他人敌意的回应,这增加了他们的焦虑,继而就需要更多攻击性行为。这样一个恶性循环就建立起来了……"。

在新到访的病人身上,恐吓相对不那么常见;大多数病人首次来咨询我们的时候处于严重的情绪困难之中,所以他们通常也会比较谨慎,不会过于冒犯。不过,有些病人以"面谈"我们的方式开始咨询,亦即,询问我们是否感觉能治疗他们等诸多问题。

---

① 【原注】亚伯拉罕(Abraham,1913)特别指出,太阳(以及阳光)可以包含多重象征意义,因此回避阳光也同样具有象征意义。在细致、透彻地研究了一些案例后他得出结论,认为光亮可能代表了"……父亲观察的目光",因此,恐光则可能意味着"从这种注视中被移除的愿望"。关于一名男性病人,他写道:"……在接受治疗的时期,他仍然无法注视母亲身体任何未被遮挡的部分,除了脸部和手部外。即使看到母亲穿着领口略敞的衬衫都能让他感到极度不适。"之后的联想引向了不同寻常的发现:"……不得看母亲的禁止来源于更具体的不得看母亲裸体,尤其是其生殖器部位的禁止。而不得看母亲的念头就被……[置换到]不能看阳光的恐惧上。"

他们常常隐蔽地胁迫治疗师,让治疗师对他们潜藏的攻击产生的潜意识(有时是意识)的报复幻想感到内疚。

小提示

　　一个来找你咨询的人总是有权利知道你的受训背景以及你对他们诊断和预后的基本判断,而且大多数治疗师也会惯例地回答这些问题。然而,这类问题过多过密的时候常常是一种控制互动的方式,并以此来防御强烈的焦虑。你通常可以让病人注意到他/她的这种控制特征,这样就可以把恐吓防御放到桌面上来讨论和分析。

---

84. 补偿不足(Ackerman & Jahoda, 1948)

你对那些没有你那么有缺陷的人群(尤其是就身份同一性而言)发展出偏见性仇恨。之后你参与到排挤、排斥他们的活动中。

　　一名31岁单身男性仍然还在学校挣扎以获得大学本科文凭。他有过好几次"化身",有一阵子是酒保,有一阵子尝试过木工,最终返回校园主修社会学。他承认他崇拜希特勒和纳粹,因为他们知道他们想要什么——完美,而且他们也知道他们恨什么——犹太人。我得以展示给他,他越是想认同纳粹,其实也就越是在想象他能够更了解自己究竟是谁;崇拜纳粹缓解了他尚未"找到自己"的抑郁情绪。他同意,然后坦白说他对纳粹主义的兴趣也让他感到内疚,而且他也知道这很"奇怪"因为他并不认可他们统治世界和种族屠杀的政策。

85. 心因性抽动(Aarons, 1958)

你的身体突然抽动或震颤以释放紧张并避免觉察到情感冲突。假性癫痫发作就是这种防御的一种严重形式。

马勒(Mahler, 1944)对心因性抽动和神经基础的抽动作了区分,并得出结论认为"……[心因性抽动]可能象征了一种攻击性的姿态或**自我的魔法性防御运动**以抵抗无法忍受的紧张和与外部世界的冲突"。

小提示

有必要记得,在出现某些抽动秽语综合征症状但却缺乏神经问题病变证据的儿童身上可能会存在这种防御操作。这样的话,则可能诠释这个通过精神运动释放来抵御攻击性或性幻想的防御。同样也要记得,在成年病人身上,这可能意味着精神运动控制与思维的某些元素缺乏整合,暗示可能的精神病性倾向(Bender, 1944)。

86. 内省(Kohut, 1959; Fogel, 1995)

作为保护,你审视自身。换句话讲,你开始使用你的观察自我来管理情绪(类似防御性地使用智力)。科胡特(Kohut,1959)指出,"……内省可能……变成一种逃离现实的手段"。

此外,有些人可能在成长过程中被教育得会"过度分析"自身想法和行为而以此控制情绪,他们的观察自我也可能由于强烈的对失控的焦虑而发展到一种夸张的程度。

小提示

福基尔(Fogel,1995)建议:"有效的治疗工作要求(在治疗中使用这种病理性防御的人)承受'创伤化'(traumatization)——即削弱其知道自身感受和想法能力的去分化体验。"换言之,在这类情境中,任由病人"自由发挥"是一个错误。否则他们就会作出对自己的诠释,看似了解自己的冲突,但其实并没有任何变化。

不去干预病人自行对自身某些妥协形成的"分析"在治疗后期通常是一个好的技术,因为此时治疗师相对更为被动的姿态帮助促进病人的自主性以及和治疗师分离的能力。然而,对于那些防御性使用内省的病人,最好是能够面质他们这种具有病理性的内省,以及如果适用的话,面质他们的**疏远、理智化及/或自大防御**。

87. 有保留地同意(Abend, 1975)

你部分地同意,以此回避你反抗性的愤怒。

阿本德(Abend,1975)这样描述:

我想到的是这样一些人，他们不是以疑惑或反驳反应，而是按照一种特别模式回应，这种模式可称为"是的，但是"回应，它和否认类似。他们看似接受了诠释，尤其是那些由于之前的分析工作他们已经熟悉的诠释。然而，他们会特征性地在接受中加入一种信念——他们在意识层面并不认为这种信念是矛盾或反驳——即某些外部现实中的因素对于他们此时被分析的行为、想法或感受也起了同样重要的作用。

阿本德补充说："作为惯例，这些病人通常不太能意识到他们想不同意诠释的这个愿望的强度。"

88. 自我弱点的本能化（Blackman，1991a）

由于情感容受能力弱（见附录 2），你很容易被各类情绪所淹没。但是，你对这个自我弱点感到非常窘迫，所以你防御性地认为这是女性而非虚弱的表现。

一些异性恋男性由于深受同性恋幻想困扰（Coates & Person，1985）而寻求动力性治疗的帮助。他们的幻想常常折射出一种"女性化"的象征，以此来防御在冲动控制和情感容受方面虚弱带来的羞耻感。相对应的，"男性特质"对这些男人而言，则可能代表了自我力量及/或暴力。

这一防御也可见于一些女性，她们使用这个防御来开脱其（在情感容受或冲动控制方面的）自我弱点，认为她们这样"只是"女性特质的展现。那些同意妻子说法，认为妻子自我弱点"只是""更弱的性别"或"更情绪化"表现的丈夫们可能在使用**合理化**及**本能化**的防御来解释这些女人在功能运作方面的紊乱和缺陷。

将男性特质等同于暴力和自我力量有时可见于那些典型的"机车女郎"。这些女性潜意识中将自我弱点等同于女性特质。之后，她们会被暴力的男性所吸引，因为在这些女性潜意识思维中，这些男性被等同于自我力量（即使这些男性在性和暴力方面表现冲动）。通过和这样的男人发生性关系，"机车女郎"会在意识层面感觉自己性感。但是其性活动潜意识中被用来当作一种防御手段，来缓解她由于情感容受、挫败容受以及痛苦容受能力薄弱而体验的不足感（她自身的自我虚弱和她潜意识中对这些弱点的羞耻）。

89. 不真实（Akhtar，1994）

你假装——可能是习惯性的。这让你感到和他人有了联结，但同时你又得以秘密地保持着情感距离。

尽管对于青少年而言，"尝试体验"不同角色、在社交上进行策划（"那你又说了什么？"[①]）、刻意人为地表现（例如，表现得很"酷"）并不少见，但如果任何上述现象持续到成年期，那么情况就倾向于是具有病理性质了。更具体地讲，不真实这一防御保护个体不去体验对身份同一性的焦虑以及暴露在真实反应下可能招致的拒绝。

小提示

应尽可能在治疗早期就去面质不真实防御，因为它会阻碍治疗小节中坦诚的沟通和流动。我个人对防御性不真实的经验是，有时候可以通过些许幽默的方式来引起病人注意其虚假的情感反应。例如，这样的评论："我在想，你**真的**这么认为？"可以以类似的方式慢慢接近着去理解这个防御，尤其病人的回答能多少承认，如"哎，其实也不一定，但是我不太习惯那么坦率！"

90. 超理性（Spruiell，1989）

你使用现实检验和次级过程思维（逻辑性的，以时间为导向的思维）来回避情感。

理性是一系列功能的组合。弗洛伊德（1900a）在职业生涯早期发明了"次级过程思维"这个术语用来指代逻辑性的、以时间为导向的思维。尽管在精神分析文献中对于超理性有所涉及（Goldberg，1976；Asch，1982），但通常它都没有被当作一种防御来具体论述。

小提示

基本上讲，如果人们在治疗中告诉你的一切都听着思路清晰、合情合理，你可以去询问为什么情感性的、非理性的材料没有出现。你可以向病人指出，他们使用某种"我只谈事实，女士"[②]的回避手段。或者你可以用"僵硬"来描述这种机制。

[①]【原注】"那你又说了什么？"指的是青少年——尤其是女孩——会彼此商讨各自在和男孩交往中的策略和表现。例如，一个女孩子讲述某个男孩子说了什么，另一个女孩子会问"那你又说了什么？""你又怎么回答的？"以这样的方式，青少年们学习和掌握和异性交往的策略。

[②]【原注】"我只谈事实，女士"这一防御中，病人只提供事实，不附加任何自己的评论、情感反应、想象甚至观点。这一防御在有强迫症状的精神分裂症患者身上极为常见，同时和可能伴随具象思维。这一防御的使用十分类似精神分裂症患者在罗夏墨迹测试中常常就一张卡片只给出一个（或者零个）回答。

"我只谈事实，女士"是美国 1950 年代一部热播电视剧《搜索网》（Dragnet）中的台词。演员 Jack Webb 饰演弗莱迪警官，他在讯问情绪化、提供过多旁枝末节的目击证人时不停地重复这句话，因此成为几代美国人家喻户晓的口头禅。

无论哪种方式，一旦你触碰到要害，准备好病人的情感倾泻——这可能是指向你的愤怒，因为你扰乱了他们的控制感——这是一种肛欲特征，罗斯格兰特（Rosegrant，1995）对此有所论述。

91. 含糊其辞(Paniagua, 1999)

你只是含沙射影地谈论你的想法，这样没有人能真的知道细节，这些细节也就继续被隐藏了。

> 一名中年女性在治疗中抱怨她度过了一个"糟糕的周末"。她的丈夫"脾气暴躁"。他们的对话"无用"。然后他们获得了"远距离和平"。当我指出似乎她忽略了所有相关细节后，她开始哭泣，回答说这些细节"太令人痛苦"了。之后，她得以慢慢告诉我具体发生的一些情况。

小提示

在首次访谈中，含糊其辞是极为常见的情况，尽管它也会在治疗后面出现。你可以让病人注意到他们的含糊其辞，例如，指出他们只是在给你"新闻标题"而没有完整故事，而这也暗示出他们谈论细节可能是有些困难的。

92. 超唯美主义 (Paniagua, 1999)

你全神贯注到美及/或真理中，这样就回避了令人不快的现实、你自身的攻击性或无法接受的情感。

这在高雅人士身上是个尤为突出的问题，他们可能会不厌其烦地讨论某种理念、某些论述的美学特征等诸如此类而占据了去理解个人问题的时间。不过，任何人都可能会以评价你办公室的装潢或当天华美的天气来防御其"不美丽"的想法。

小提示

一种对这一防御进行工作的简单入手点恰恰就是就某人描述的真善美来讨论，也许可以说，"它们似乎比你最近谈到的其他想法和感受更美好些"。

93. 油滑

你表面畅所欲言,但实则口是心非。

一名35岁单身、接受心理治疗的女性报告了一个梦,在梦里一个男人(看起来像我,即她的分析师)向她求婚。之后她花了些篇幅讲自己的依赖,又用不同理论解释自己的孤独,包括对她母亲离群索居的**认同**。尽管这些基于之前分析工作获得的理解都是正确的,并且也没有不真实感,但它们似乎显得有点言不由衷。

我指出,她似乎在重复之前对她依赖的理解,有点像在接受考试一样表现,但是此刻我并不确定她到底是否发自肺腑地想说这些。我也指出,似乎她并没有直接去谈梦里关于和我结婚的幻想。她回答:"你说对了! 我不想去那儿!"

94. 躯体暴力(Glasser,1992)

你通过中和令你不悦的客体对你的影响,"废除了客体"。

躯体暴力有着一个漫长且充满争议的历史——和平主义者对逐大兵(一战)、孤立主义者对逐备战者(二战)、鹰派对逐鸽派(越战)。然而,在咨询室中,我们通常在人际关系中看到这个问题,此时躯体暴力是一种极为有害的防御操作。尽管这个防御在男性身上略微多见,但那些殴打自己孩子的女性也同样在使用这一防御。

格拉瑟(Glasser,1992)对于理解暴力的贡献在于他指出,暴力不仅仅只简单的是仇恨摧毁性的释放,也不只是一种为了自我保护而生的防御机制。在某些情境中,人们可能会将躯体暴力当作一种不让任何人能对自己有一丝影响的防御。尽其所能地切断自己和他人之间有着客体关系病理根基的情感联结(亦即,紧紧抓住对方不放,但与此同时又试图摧毁他们情感生活对自身的影响)。

小提示

注意那些深陷离婚囹圄的人们可能会使用这一防御。他们可能非常期望消灭掉和他们渐行渐远的伴侣给他们带来的恼怒影响,而因此将这种态度转而置换到他们孩子身上。这样,一个本来和善的母亲可能会突然抽打自己儿子的脸,因为他"吃饭弄得一团糟"。你可以尝试解释,在那个时刻,她一定是在潜意识中希望阻止自己的孩子再进一步让她情绪紊乱,而"弄得一团糟"恰恰是她对丈夫的感受——他让婚姻变得一团糟。

95. 向受伤客体认同(Kitayama, 1991)

你确信自己受伤了，并且表现得也是如此，但这不是真的。这种虚假的信念其实在保护你。

　　一名 40 岁的男性完不成自己的工作。之后他就会向妻子坦白自己的不足，而妻子又会提供帮助。当我指出，他似乎很受用自己是个受伤者、是能力不足的，他表示同意。他称自己为"一只受伤的小鸟"。接着他认为自己像是一只小鸡，这又让他想到当他还是个大概三四岁的男孩时，曾经想去搭救过一只小鸡。这只小鸡落入井里，在井底叽叽叫。他觉得它一定是受伤了。而且，他自己也差点掉入井里，当时他妈妈没有在旁边看好他。

他对受伤小鸡的认同保护了(防御)他不去意识到自己对于母性形象来照顾他的强烈渴望。同时，他也在潜意识中将母性帮助的愿望**置换**到他妻子身上。

96. 形式退行(Freud, 1900a; Blum, 1994b)

你不再使用逻辑的、以时间为导向的思维(次级过程思维)，取而代之的，你用一种象征的、凝缩的方式思维(初级过程)。这种从次级过程到初级过程的变化保护了你不会得出令人痛苦的结论。

这个防御常见于夫妻争执，其中一方或双方都同意他们在"为芝麻大点的事情争吵"。

例1. 一个丈夫抱怨妻子"提起 10 年前我都不记得的事情！"换言之，他对于妻子把当前困难和过去不满**凝缩**在一起感到困惑不解，但这种凝缩似乎是妻子在防御当下强烈的挫败感。

例2. 一位家庭主妇抱怨丈夫"不讲道理地和孩子挑事争执"。事实上，她是对自己不工作感到内疚，而通过对孩子们的"好日子"开玩笑，她缓解了自己对孩子们的批评感受——这些孩子不用像她小时候那样被逼着去做作业。

此外，她也对丈夫太长的工作时间感到不满。她曾经对他的工作安排发过牢骚，但是她知道丈夫对此的掌控也有限。于是她因为对丈夫恼怒而感到自己"不讲道理"。

除了将自身对孩子的批评态度和感觉自己"不讲道理"**投射**到丈夫身上，她也防御性地**退行**了。她将自己和孩子**凝缩**在一起，这样，她对丈夫批评孩子不工作感到愤怒，因为她也对自己不工作多有责备。

97. 高度警觉

即使毫无必要,你也总是时刻警惕着。

这个防御保护人们不去体验要防备他人攻击性、性或者各类情感的突袭而产生的焦虑重重的想法。高度警觉常常出现在一个驱力渴望被首先**投射**出去后:人们在他人身上看到自己的性或攻击性的部分;然后他们为了防御自己不被投射出去(被禁止)的想法侵袭而变得高度警觉。

98. 时间上置换到未来(Akhtar，1996)

你不断想象,"只要……"或"有一天……",某些事情就会变得有多么好。这些幻想保护你不去哀悼无法获得的事物,也让你无法享受当下生活中(被禁止)的愉悦。

> **小提示**
>
> 阿克塔(Akhtar，1996)对治疗使用这种防御的病人提出了几步治疗建议,这包括:切段当事人过度的希望,分析切段希望的效果,促进此后产生的哀悼,之后重建与过度希望底层需要相关的早期情境。

99. 疲劳

你感到疲劳,但却没有什么合理的解释。这种疲劳保护你不去知晓你自身某些不好的事情。

疲劳是普通门诊极为普遍的主诉。每十年都可能会出现对这种现象新的"医学"解释。近期,"慢性疲劳综合征"的成因被认定为是所谓的艾巴(EB)病毒。更早的十年中,低血糖症(随着正常葡萄糖耐量测试普及)是流行的解释。一旦通常可导致疲劳的医学原因被排除(包括癌症、甲状腺疾病、肾上腺疾病、感染、糖尿病、风湿性关节炎和其他"胶原性"疾病),那么诊断方向就需要转向情感层面了。

需考虑到疲劳被当作防御操作的可能性——这尤为常见于那些有要求他人照顾但又对这种愿望感到内疚的人身上。疲劳迫使其他人不得不照顾他们,但是疲劳的人不会意识到自身对于依赖的冲突感受。此时,多重功能原则依然适用:疲劳也惩罚了疲劳者,这样他们就无法享受口欲(依赖)满足。

100. 直率（Feder，1974）

你表现得坦诚直率、知无不言。但你对"真相"的偏好其实是保护你和其他人认识不到你攻击性敌意的"真相且真实完整的真相"。

直率可能成为令人讨厌的言语对质的一部分，成为一种前意识自动行为——亦即，成为一种自动化反应，包含了几种不同的防御，在一些特定情境中被冲突所激发（Hartmann，1939）。一个直率到让人讨厌的人可能会对他人的错误小题大做。这些人也许确实做错了，但是这个直率的人过度挑刺，这样就掩盖了其他情绪。

的确有一些时候，人们能去"直面"想要操纵他们的人是健康的表现。事实上，来找我们咨询、治疗的病人常常在为自己发声方面有困难。但是，无论是消除武装还是招人厌烦的直率，如果被自动地、重复地使用，也可能变得相当适应不良。

令人讨厌的特质常常出现在那些害怕成为受害者的人身上。这种对受害的恐惧可能源自于认同了某个受害者的父母或手足，或者来自于自己和父母、兄弟姐妹或其他人经验而产生的移情期待。因此，令人讨厌的特质就用来保证受害再也不会发生。使用这种机制的人常常难以保住工作，他们也容易疏远朋友、爱人而为此承受痛苦。

小提示

类似其他许多防御，将直率作为适应不良的机制进行诠释会遇到困难。抱怨者可以轻易地感觉"现实"就要求他们维持自己的直率或令人讨厌的特质。抑或，他们会为自己所谓的开诚布公感到自豪。

治疗性干预的微妙之处就在于能向病人沟通出你并不认为诚实或以自我保护为目的的攻击性是具有病理性质的，但是他们这样做时使用的风格方式则起到反作用，也让他们意识不到自身不合理的恐惧。工作进程中，你可能也需要诠释他们可能会出现的移情幻想，即你在阻止他们使用以自我保护为目的的攻击性或者你试图让他们"听话"。

---

101. 将自我批评转向客体

你感到内疚、自我批评，但是取而代之，你去批评其他人、其他事。

一名 33 岁男性，UV 先生因为自杀意念而住院治疗。他抱怨自己的妻子身材超重。他说他不停地告诉妻子，她吃的太多，"要变成一头胖猪"了。

我表态说,她无疑有很好的理由过度进食。UV 先生问:"什么？我不明白。"我回答:"这大概是因为你对她太残忍。"他说:"她也是这么说的。为什么残忍呢？"我回答说:"关键在于你对她施虐,不停地批评她,但却宁愿争执这点。"UV 先生说:"对不起。我并没有想要争执的意思。我对自己很不好,要求太严。我是我自己最糟糕的敌人。"

第二天,我在治疗中再次见到 UV 先生。他说他思考了我对他施虐的面质,他同意我说的。之后他问:"为什么我自己没看到这一点？"我回答说:"这是因为你也同时以自我为中心。"UV 先生笑了,说:"哦,谢谢。还有其他赞誉吗？"我澄清说,他现在在批评我,就像他对自己做的——残忍、施虐。他理解到了,并说:"有时候当我想结束一切的时候,我感觉是'我活该'的,但是我一直不理解为什么会这样。"

之后,我在一节中同时见了 UV 先生和妻子(她只超重了大约 10—15 磅的样子)。她公开承认,她知道自己为何吃的很多,这是因为她忍受丈夫"持续的批评"非常辛苦。

扩充：性格防御

严格地讲,有上百种人格功能运作的变化形式都可以被防御性地使用。以下包含了一些最为常见的形式。不可否认,这些性格特质还有其他的意义(即它们为妥协形成),但是在治疗中,这些防御性的元素通常需要首先关注并讨论。

102. 工作狂(Blackman, 2015)

"工作狂"(workaholism)来自英语口语表达,指的是一个人无时无刻都在工作的人格特质。工作狂们过度工作。他们很晚下班,就算回家后仍然会花费很多时间在不必要的"家庭作业"上。但是,他们为何会这样呢？

工作狂们尤其防御着觉察到两种类型的焦虑。首先,他们在意识层面或潜意识层面担心,如果他们不持续赚钱的话就会被饿死。其次,他们喜爱积攒金钱的快乐,这象征着肛欲期有没人能碰的"一大堆"的幻想。有些工作狂类似道德受虐者,他们为受苦感到自豪,并因此缓解了想要懒惰、不负责任的潜意识愿望所带来的羞耻。

约翰，一名 53 岁的心脏科医生，因失眠和自杀意念前来咨询我。他的生活中没有任何事让他感到快乐，而当我指出他**抑制**（48）自己不去体验快乐后，他讥讽地回答，"快乐？！那是什么东西？"

约翰的母亲是"一座冰山"，从来不对他表现出丝毫爱意。而他的妻子是一个温暖有爱的人，并且对他的情况甚为担心。尽管约翰和自己的孩子们并不亲近，但他想要挣足够的钱，这样孩子们就不用自己挣钱了。约翰会说，"你根本不知道明天会发生什么。也许明天经济就垮了，那他们就没饭吃了"。

我得以向约翰诠释，他的工作成为了一头"现金母牛"，喂养他金钱（钱＝奶＝母亲①等式）。从象征层面看，钱会在那里陪伴他，因为他不期待会得到爱。随着约翰开始思考他的处境，他意识到自己的确工作太过于卖力，而且为现实情境他也积蓄了足够的金钱。他开始减少工作量，并告诉自己，"我不再需要这些破屎②了"。

十年后，他已经结束了治疗，有一天他来见我做了一次治疗后会谈。当时已 63 岁的约翰告诉我他已经完全退休。他和他的妻子正在旅行，因为他们已搬到了佛罗里达居住，并在当地享受听歌剧、交朋友和开游艇的生活。

103. 懒惰（Blackman，2015）

尽管懒惰常常被视为是以快乐为导向的（不）活动，但它也经常成为一种防御性特质。懒惰的人回避责任所带来的不愉悦（防御超我焦虑）。他们也试图将野心勃勃/力争上游的想法排除在意识之外。作为一种防御，懒惰包含了**力比多退行**，但不同之处在于懒惰的人并没有能够从游戏过渡到工作，而这是健康发展的一项要求（A. Freud，1956）。

莱斯是一名 20 岁的大学男生，他因为学荒于嬉而来找我咨询。他不学习，不去上课，不做作业，甚至都不去参加考试。相反，他每天的生活就是玩

---

① 【译注】原文是 money＝milk＝mother equation。这一等式中三个英文单词都以"m"开头，可能会给人一种该等式只对英语国家的人适用的假象。事实上，译者认为这一等式也适用于中国文化。在中文中，"钱"和"流动性"相关联进而也和乳汁关联，如"财源滚滚"。

② 【译注】英文中，shit 作为俚语，有"破事、垃圾、烂事"之意。翻译中保留了字面意义以说明约翰表达中所透露的肛欲期愿望。

打外星人的电子游戏。他有时候和一些朋友一起打游戏,另外也连续交了好几个同样也学业荒废的大学女生做女友。

原来,莱斯的懒惰其实是让他不去面对自身对权威所怀揣的敌意的方式,而这些权威(包括老师等)又实际上是他父亲的"化身",一位来自波兰、工作卖命的移民。这位病人对自己的父亲产生了不认同,但他本可以通过选择不同的职业来表达。也就是说,懒惰的背后还有更深的意义。

对懒惰的进一步探索让莱斯想到,他还在上小学的时候,他的父母经常争执,这让他很不想长大。尽管莱斯在高中时期学习成绩不错,但这主要来自于他严肃认真的女友的支持。当他离家上大学后,他和他的女友就分手了——据说分手过程并没有太多情绪。他并没有意识到自己因失去女友而哀伤,转而将注意力投向电子游戏,荒废了学业。这种不负责的行为现在被理解为是不去面对因失去女友而产生的哀伤、伤痛的方式,不去面对自身要长大、最终找到一份工作的现实——因为他将长大和父母糟糕的婚姻作了等价关联。

经过一年的高频治疗,莱斯对自己的懒惰有了更深的理解,之后他返回校园并取得了优异成绩。同时,他还找到了一份兼职工作,并为此而感到十分自豪。

104. 病理性乐观

乐观主义者总会认为事情会朝好的方向发展。他们因此也容易遭到伤害、杀戮或是经历深深的失望。乐观主义和否认略有不同,区别在于乐观主义者能意识到危险的情境,但他们却认为这些情况会以某种方式变好。相较于对预期功能的抑制,乐观主义者能够预期到特定情境中消极的结果,但是却依旧相信这些糟糕的结果不会发生。这种信念通常是为了防御自己而不去识别某些人邪恶的意图或是悲剧降临的征兆。

阿克塔(Akhtar,1996)曾将一种特殊类型的病理性利他描述为"总有一天幻想"("someday fantasy"),亦即,总有一天事情会变好的。电影《白雪公主》(Disney,1937)中,白雪公主就歌唱了一曲"总有一天,我的王子会降临"。因为这是一部电影,所以王子最终到来,并亲吻了白雪公主,将她从因误食继母诱骗她吃的毒苹果造成的貌似致命的昏迷中唤醒。但当然,在现实生活中,这种类型的救援并不会发生。

布莱德是一名 42 岁、从未结过婚的异性恋男人。尽管他感到抑郁和孤独，但他试图看事情"好的一面"。不过，他也从不去社交。他回避各类聚会，因为他无法忍受周围都是些"酒鬼"。这些人让他想起自己酒精成瘾的父亲。布莱德十分憎恨自己的父亲。

我们通过布莱德的梦和想法得知，他有一个愿望——一个女人能够发现他。而他所要做的就是等待。我们讨论到，这个幻想十分类似一部美国关于苏格兰的音乐剧（电影）《蓬岛仙舞》（Brigadoon，Lerner ＆ Loewe，1954）中的歌曲《等待我亲爱的》（Waitin' for my Dearie）。事实上，并没有女人发现他，甚至都没有女人在上班时和他讲话，这是因为他不和这些女人讲话。

布莱德就属于一个病理性乐观主义者，当然他也有其他问题。我根据阿克塔的治疗建议，首先做的干预之一就是尝试"敲碎病人过度的希望"。我和布莱德讨论到，他的这种乐观幻想缓解了他的社交焦虑，也让他不用去想对父亲的恨——毕竟这会令人很不愉快；此外，我们也讨论到，他的这个计划很不现实。

讨论的结果就是布莱德开始社交了，但他在批判力方面还存在一些问题。在他能够真正选择一个合适女性约会之前，他还需要更多的治疗工作。

105. 病理性悲观

悲观主义者总是期待最糟糕的事情会发生。他们常常心神俱疲、难以安抚。对病理性悲观主义者的一个经典刻画可说是 A. A. 米尔恩的漫画人物——屹耳（Eeyore）[1]。屹耳是一个看什么都觉得糟糕，想什么都觉得不会有好结果的驴子。例如，如果有人跟屹耳打招呼说，"早上好呀"，屹耳则会回答，"要是早上好就好了，不过我很怀疑"。

悲观主义常见于那些重复经历可怕事件或创伤的抑郁者身上。悲观主义看似是一个自然的条件反射，但实际上更为复杂。事实上，悲观主义保护一个人不再失望。当人们预期可能会失望时，他们就可能要去防御失望带来的焦虑。有时候，他们的这种态度反而形成了自我实现的预言——他们不再进行新的尝试，所以糟糕的事情就会发生。

---

[1]【原注】屹耳是米尔恩系列漫画《小熊维尼》中的一个人物。

桑迪是一名有一个成年儿子的离异女性,她并没有在约会。她抱怨自己的惊恐发作,讲述对于黑暗的恐惧。除此之外,她的功能健全,在政府机构担任要职。

当我提及她约会问题时,她说这没有什么意义。她并没有把和前夫的不幸经历泛化,她只是单纯地确信她不会遇到能够信任的男人。当我指出她不去参加社交活动会加剧她的悲观时,她表示理解,但并没有因此变得更有希望。

最终我们得以理解到,她将自己隔离、告诉自己没有希望了,其实是在防御再次失望的痛苦。这之后,她用了更多的时间哀悼,表达对前夫的愤怒。他们二人有着漫长而幸福的恋爱过程,并一起联手创办了自己的生意,但最终这个男人出轨了。由于离婚,桑迪失去了丈夫,也失去了生意,并不得不在政府部门工作以维持生计。

几年哀悼后,桑迪终于开始再次社交。她的悲观时常被她遇到的一些败坏的人所加剧,因此她从未完全放弃自己的悲观主义。不过,她对于男性的批判力有了显著提升,所以她也不会再因为选错不可靠的男人而受到伤害。

106. 轻躁狂

轻躁狂的人充满了能量。他们有时候也相当风趣。他们可能会"进入状态",并一次性地完成大量的工作。之后他们会变得非常疲惫,有时候可能会昏睡一整天。

不同于躁狂的人,轻躁狂的人不会失去和现实的联系。他们仍具有抽象能力,通常也有不错的组织(整合)能力。因此,他们并没有达到精神病的标准(Blackman,2010,2018)。但是,能量此时成为了一种防御,往往是将抑郁情绪排除在意识之外。

一种习俗性的轻躁狂表现形式可见于美国路易斯安那州新奥尔良地区的"爵士葬礼"(New Orleans Jazz Funeral Service Rituals, 2020)。在这类葬礼上,参加者可能包括大街上的陌生人,他们并没有哀伤表现,而是伴随着南部爵士乐载歌载舞、欢声笑语。这成为一种团体性的轻躁狂防御,防御的是和丧失相关的抑郁情绪(Blatt,1998)。

107. 考试成绩拔尖

这一特殊的防御活动由李晓驷(2018)清晰定义。他指出"在中国文化语境中,考试成绩拔尖符合社会要求，并且很难将其与高智商和高能力进行区分"。但是，获得以及维持"成绩第一名"的驱力更常被用来缓解（防御）"严重的自卑和被抛弃的恐惧"。亦即，"追求成绩拔尖实际上具有病理性质；它是……潜意识冲突的结果"，尤其关乎于恐惧再次返回到"童年时期被……责备、歧视甚至抛弃的情境中"。

李医生提醒我们，中国春秋时期就有名句"仕而优则学，学而优则仕"（记录于公元500 多年前的《论语》）。纵览中国历史，"科举制度持续了一千三百多年之久，最早建立于宋朝……最终废止于清朝末年。（然而，）**状元效应**，以及中国传统文化中的劝学古训，诸如'万般皆下品，惟有读书高'（以及）'书中自有黄金屋，书中自有颜如玉'……有着深远的影响……"同样，在今天"成绩拔尖"可能也起着防御机制的作用。

力求成为"状元"最极端的形式（在英文中常称这样家庭的母亲为"虎妈"）常常会导致青少年放弃学业、变得情绪抑郁，并在高中时期表现不佳。

第四章　防御在精神病理诊断中的使用

在心理诊断中运用防御的概念最早发轫于弗洛伊德（1894）的早期作品，之后安娜·弗洛伊德（1936）在其经典专著中进一步修正了对防御的理解。瓦力恩特（Vaillant，1992）以防御操作的"成熟度"亦即该防御操作最早出现在哪个性心理发展阶段来对它们进行分类。他也暗示说，一个人使用更多成熟的防御意味着他/她有更健康的心智功能运作水平。相反，维里克（Willick，1985）展示出，对比使用自我功能来评估精神病性状态和非精神病性状态，通过防御成熟度来对成年人进行诊断上的划分并没有那么有用。

总的来说，除了几个尤为有害的防御（特别是**否认、投射、重构现实**以及**在现实检验、整合和涵容初级过程上的退行**），诊断和治疗选择首先要求评估自主性自我功能状态（Hartmann，1939；Knight，1986；Busch，1997）。区分精神病性、边缘性抑或是神经症性（"更高"的）功能运作水平（Kernberg，1975；Abend et al.，1983；Goldstein，1997）在很大程度上有赖于以下自我功能的完整性：

- 整合/组织功能（Bleuler，1969）
- 抽象功能
- 现实检验功能和与现实关系的功能（Frosch，1964）
- 自我保护功能
- 次级 vs 初级过程思维功能
- 感知功能
- 记忆功能
- 精神运动控制功能
- 判断功能

- 预期功能（Bellak&Meyers，1975）
- 言语功能
- 不同智力形式（Hartmann，1939）
- 适应能力
- 自理功能
- 专注力和注意力
- 执行功能（引导性和攻击性渴求）（Hartmann，1955）
- 从游戏到工作（工作而不玩耍的能力）

关于自主性自我功能的进一步阐述

有一些人的心智障碍由新陈代谢、内分泌、血管、肿瘤、毒素、感染或遗传性（综合征）紊乱导致。通常，这些"器质性"病因会引发下面这些基本心智功能中一个或多个出现缺陷，具体如下：

- 睡眠—觉醒周期：例如，甲状腺机能亢进疾病可导致日间睡眠模式紊乱。
- 感知觉（使用五感）：例如，嗅神经肿瘤导致的嗅觉丧失。
- 感觉中枢（觉醒状态中一个人的清醒程度）：例如，大麻中毒后的昏昏欲睡。
- 记忆（回忆对人、地方和事物的感知觉体验）：例如，阿尔兹海默症患者忘记自己的孩子。
- 定向力（对于人、地点、时间和情境的了解）：例如，阿尔兹海默症患者或者高烧患者失去了方向感。
- 运动控制（对动作的控制）：例如，癫痫发作。
- 言语：例如，左中脑动脉中风后出现的口语表达功能丧失。

上面突出例举的功能都属于自主性自我功能（Hartmann，1939，1981）。这些心智功能最初不是用来管理情绪的，而是一种基本的心智操作，经由很长时间的发展而来。然而，自主性自我功能及其发展**会受到器质性疾病以及情绪和防御的影响**（见第三章，防御 47 和 48）。

精神疾病可能来自于某些遗传或先天性自我功能薄弱。在很多精神分裂症案例中（见附录 1），紊乱的思维似乎是由无法组织和整合思维、无法使用抽象能力去理解世界以及无法将奇怪如梦境般的想法隔离在意识外（涵容初级过程幻想）所导致。例如,一个年轻男性相信医院护士其实在为美国联邦调查局(FBI)工作,他们从皮条客那里拿回扣并且一门心思要偷他的钱。这名男性无法将这些幻想阻挡在意识外,也无法使用其现实检验功能(来检测是否属实)或次级过程(逻辑性的)思维。尽管他在使用**投射**(是他自己感到贪婪,感到性欲的压力)、**移情**(他的父亲曾为 FBI 工作)以及**置换**到医院工作人员身上,但这些防御对于判断他属于精神病性状态还是非精神病性状态用处并不大。而自我功能运作的缺陷才是诊断的关键。

精神病也可能因为急性强烈情感同时熔断了一些自我功能所引发,尽管功能的崩溃不一定达到精神病性水平。例如,一名学生在祖母去世后无法专注于学习。她问我是否她能获准不参加考试。她也提到,在她哀悼的时候,她回想起和祖母谈话的许多回忆片段,还能清晰描绘这些对话。她知道这些都是回忆,也清楚祖母已经离世。换言之,她的现实检验功能或者和现实关系的功能没有受损。但是,我知道诸如至亲祖母去世这样一个具有淹没性的生活事件很自然地会引发一些有可能会让自我功能过载的情绪,影响到当事人的专注力、智力和记忆等功能。我认为,她强烈的哀伤对她这些功能的暂时性损伤是真实的,所以我就允许她三周之后再进行考试。她经历了自我功能的一过性崩溃,但她的问题并非是精神病性问题。

在另一个案例中,一个男人在妻子离开他后跳桥企图自杀。之后,他多次接受手术以修复摔断的骨骼。几个月之后,在骨外科同意病人出院前,他们要求精神科对病人进行一次咨询。负责咨询和联络的精神科住院医生邀我一同前往以评估是否能安全地让病人出院,我就一同去了。在见病人的路上,该精神科住院医生告诉我,病人的妻子此前已经向他透露,她是绝不可能回到丈夫身边的。但是她还没有明确告诉丈夫这件事,因为她对此感到内疚。

在骨科病房里,病人看起来心情愉快。他否认自己还有自杀计划。我问他,是否这些感受都和他妻子有关。他回答说:"等妻子回到我身边,一切都会完美的。"考虑到他现在身处医院,相对而言更安全些,我感到此时面质他对现实的否认更有利,于是我告诉他,"你的妻子不会回到你身边了"。他看起来大为震惊,问我怎么知道的。我诚实地告诉他,他妻子已经对住院医生说了。病人问我是不是当真,我说是的。接着,他开始大叫起来,跳下床狂奔。两名技术人员最终得以阻止他以头撞墙和跳出窗外。

在这个案例中,**幻想否认**的防御妨碍了病人去面对失去妻子这一现实的痛苦。当我面质这个防御时,我们得以了解到他还无法接受事实,同时他自我保护、整合和自理等自我功能也因为哀伤而受到损害。也就是说,他处在精神病性自杀状态中。因此,此时的治疗计划就是将他转移到精神科治疗。转到精神科后，该精神科住院医生请他疏离的妻子共同进行婚姻治疗以澄清现实。病人又哭又喊，哀伤持续了好几个礼拜。具有同情心的护士和精神科技术人员陪他坐着，允许他表达哀伤。最终，在精神科住院一个月后，他的痛苦减轻。他出院后也没有再次尝试自杀。在这个案例中，病人的抑郁性情绪异常严重，导致一些主要的自我功能（现实检验、整合和自我保护）出现实际崩溃——亦即他经历了一次一过性精神病发作。

　　不幸的是，在遭受强奸等性虐待的女孩身上这种自我崩溃并不罕见。如果虐待是长期的，那么引发的强烈愤怒、恐惧、痛苦和抑郁的情感就可能侵蚀一些自主性自我功能的发展，如专注力、与现实关系、抽象、整合和智力功能（Blackman，1991b），以及之后也可能会影响到执行功能（引导性和攻击性愿望）。

　　所以，无论是由于器质性脑部病变，还是因为情感创伤亦或是慢性虚弱状态，我们通常在精神病性疾病中会看到自主性自我功能的受损。人们对于参与这些思维缺陷的神经机制了解甚少（Edelman，1992）（关于多巴胺代谢和其他中枢神经系统中神经递质水平有一些有趣的统计相关发现）。不过，很多精神分析研究者（Bellak，Hurvich，& Gediman，1973；Willick，1993）认为精神病中最基本的心智问题是缺陷，而非防御操作（关于相反的观点，请参考 Lidz et al.，1957；Arlow & Brenner，1964；Boyer，1971；Waugaman，1996）。

　　其他可能在精神病中受到干扰的自主性自我功能包括：记忆、自理——卫生（A. Freud，1956）、社交技能（Slavson，1969），自体可塑性适应——融入环境（Knight，1986）、从游戏到工作的过渡（A. Freud，1956）、预期和判断力（Hoch & Polatin，1949）、他体可塑性适应——管理环境（Hartmann，1939）、观察自我——自我反思（Kohut，1959）、自我兴趣——爱好、嗜好等（Hartmann，1955）以及自我保护。

　　当自主性自我功能受损或有缺陷时，情绪和愿望的激涨可导致防御性活动。全部（101＋种）防御既可能表现在精神病中，也可能出现在非精神病性状态中。**投射**和**投射性指责**经常被精神分裂症患者使用（"医生，你才疯了，我没疯！"），但有时也可能被精神正常的人使用（引发婚姻中的争执），有时也可能被恐怖症患者使用（例如，一个过桥恐怖症患者可能将无法被自己接受的愤怒和内疚投射到桥梁上，因而导致过桥恐怖症状，害怕自己过桥时遭到死刑惩罚）。同样，**理智化**可能被精神正常的大学生使用以防御社交焦虑，但也可能被精神分裂症患者使用来掩盖不合现实的信念。**判断一个人是否有精神病性问题的关键在于是否能发现其在现实检验及其他自我功能方面出现**

了严重崩溃,而不主要依赖于是否使用了某些特定防御。

此外,在诊断和治疗任何病人时也必须考虑其自我力量,这包括情感容受、冲动控制(进食、性欲和攻击性方面的冲动)、痛苦和挫败容受、涵容初级过程(凝缩的、象征化的)思维(Hoch & Polatin,1949)、恰当升华性渠道的发展(Kernberg,1975)、将幻想当作尝试行为运用(Hartmann,1955)以及使用心理功能而非躯体渠道来进行情感排放(Schur,1955)(见附录 2 和附录 3)。

通常准则是,一个人自主性自我功能和自我力量越是紊乱,他/她就越接近精神病性的一端(Bellak,1989)。此外,自体和客体恒常性能力(Mahler,Pine,& Bergman,1975;Settlage,1977;Kramer,1979,1992)越是虚弱,治疗师就越需要考虑他们面对的可能是一个有着边缘性或精神病性疾病的来访者(见附录 3)。

另外也需要关注病人的超我。超我异常情况可出现在自主性自我功能和自我力量方面正常、虚弱或缺陷的人身上。也就是说,严重的说谎者、欺骗者和犯罪者可能是"高功能"的,也可能是边缘性精神病的,或者就是明显有精神病问题的。

尽管对于动力学治疗师而言,对病人防御操作的评估是一项关键工作,但非常重要的就是,能先概念化诊断区分,判断来访者是否有足够的自我、超我和客体关系能力能接受分析性技术的治疗(见第五章和第六章)。具体而言,如果一个人有足够的抽象能力、整合功能、现实检验和观察自我,有一定的自我力量(见附录 2),有一定的共情、信任和亲密能力,并且足够正直,那么治疗师可以使用分析性诠释技术(见第五章)来缓解或修正病理性(适应不良)的防御丛。

最后,判断一个人抽象和整合功能是否足够接受以洞察为导向的治疗,一个经久不衰、百试不爽的方法就是提供一个针对防御和情感的"试探性诠释"。接着你就可以通过人们是否能理解以及/或者能使用这一治疗性干预来判断了。

关于客体关系和防御的进一步阐述

如果想通过面质和诠释防御来进行治疗,那么必须要确保人们大致可以在亲近关系中维持各种功能和能力。

边缘性和精神病性来访者在自体—客体分化方面的紊乱常常在临床上表现为共情、信任、亲近、稳定以及/或者温暖方面的异常。有这么一个记忆小窍门可以帮助你在评估中快速记起这些能力,即 **Warm-ETHICS**,包括人际关系中的**温暖**(Warm)、**共情**

（Empathy）、**信任**（Trust）、**抱持性环境**（Holding environment）、**身份同一性**（Identity）、**亲近**（Closeness）和**稳定**（Stability）。

Warm-ETHICS

尽管很多人有涉及温暖、共情、信任、抱持性环境、身份同一性、亲近、稳定和伦理道德方面的人际关系问题，但是他们很少将这些问题当作主诉问题来寻求治疗师的帮助。相反，他们通常抱怨的是各类症状带来的痛苦，如抑制、强迫观念、强迫行为、恐怖症、焦虑、抑郁以及无法解决的"关系问题"。治疗师也可能会识别出他们的性格问题，如霸凌、"墙花"般的羞涩、被动攻击、玩弄女性（唐璜式人格）、战斧风格的批判和敌意、依赖以及自恋。

除了来访者的主诉问题以及他们身上可识别的症状，我们还需要在评估中去判断他们是否在以下方面有缺陷：

1. 共情：他们是否能同频他人的感受？ 这一缺陷是否影响到了他们的伦理道德感，亦即他们在关系中的正直程度？（当存在共情和亲近方面长时间缺陷时，这些缺陷可能会损害到超我功能。）

2. 信任：他们信任他人的能力受损程度是怎样的？

3. 抱持性环境：他们是否将他们的周围世界视为相对稳定可靠？

4. 整合的身份同一性。

5. 对关系中情感亲密的容受能力。

6. 关系稳定性。

7. 人类的温暖。

当我们在上述任一领域看到紊乱情况时，我们不应该仅仅只是概念化病人的防御机制、内疚和冲突。我们还需要看客体关系问题临床相背后、参与到精神内部冲突的缺陷和防御，亦即要去审视来访者的 **Warm-ETHICS**。

温暖。人际间温暖是可以伪装的。但大多数人都在人与人的接触中体验到愉快。伴随着微笑的愉悦互动是人们日常生活中再寻常不过的体验。然而，有客体关系紊乱的人则可能会对温暖的人际接触表现出冷漠或缺乏回应。他们似乎很难让自己去进行温暖的人际联结，而且有可能具有一种被马勒及其团队成员（Mahler et al., 1975）称之为"低基调"这一紊乱所导致的缺陷。由于这类来访者也可能会使用**情感隔离**和僵化准则，所以在诊断上很容易将他们和温暖、神经症水平强迫性来访者混淆。

冷淡的人通常是由于母亲或父亲表现出的相对无回应而承受了兴奋性方面的早

期紊乱。这一既往史导致他们变得退缩、无兴致且情感淡漠。这个发展进程中根本性的受损似乎最早起源于和解亚阶段（16—25 个月大），它可能持续到青少年和成年期，并且有可能愈演愈烈。

温暖方面的缺陷必须和**共情抑制**进行鉴别区分（Easser，1974）。**抑制**——或防御性的消除现有的温暖和同频能力（见下文）——可能成为解决精神内部冲突的一种手段，例如，由于之前令人失望的关系导致**移情**，所以通过抑制来保护自己对未来幻灭的预期。

共情。共情是一个复杂的主题。也许对于共情最好的定义来自于布伊（Buie，1981）。他指出，产生共情的一种途径就是我们和他人有着相同的经验，而他人的讲述则激发了我们内心平行的情绪。例如，一个怀孕的女性向她的女治疗师描述自己怀孕的感受。如果这位女治疗师之前也有过怀孕体验，那么她可能很快就能基于她自身的经验对来访者的情绪反应有所了解。但是，这类共情性同频的弊端在于它可能会被来自治疗师的**投射**所扭曲。也就是说，如果治疗师此前有过类似经历，那么她可能就会将自己的感受投射到接受治疗的病人身上，也就可能因此误判了他们现实的反应。亦即，治疗师有过类似经历有可能会干扰其发展出真正意义上的共情。

但假如说你和来访者没有相同的经历体验，布伊也不认为我们就需要对能否发展出共情感到悲观。他澄清说，"创造性想象力"（creative imagination）可以为治疗师所用，来概念化来访者的体验。这样，一个女治疗师也可能去共情一个有阳痿问题的男性对于性表现所产生的焦虑。同样，一个男治疗师也可以去想象一个孕期女性可能的感受。

布伊同时也指出了一个关键要点，即精神分析师和动力性治疗师由于理解另一个人的精神动力，所以处在可以同频来访者的有利位置上。举例来说，一个你治疗的男性来访者对你表达愤怒，你内心寻思，"这个人对于什么事感到抑郁的时候总是会生气"。这样，对于他精神动力的一般性理解就可能会引导你作出诠释，告诉来访者，尽管他在表达对你的愤怒，但是出于你对他当前生活状态的了解，这让你感到愤怒其实是一种防御，保护他不去暴露令人难堪的抑郁和不足的感受。

最后，布伊也同意弗洛伊德的观察，即人们能以某种直觉性的方式获取彼此的一些信息，而这个过程是不在意识层面进行的。布伊将其称之为"共振"（resonance）。例如，一个人和你讲话的时候，你发觉自己越来越紧张。你审视自己，没有发现你自身有什么特别的冲突导致你的紧张。然而，你注意到和你讲话的这个人看起来面无表情、颇有些防御且言语乏味。这些信号可能会让你得出结论，判断出这个人可能在使用**情感隔离**以及也可能同时在使用**压制**来防御，与此同时，你也通过共振察觉到了这些防御试图排除在意识外的情绪。

马库斯(Marcus, 1980)在其关于反移情的重要论文中，以一种能够帮助临床工作者区分自身干扰性反应和促进治疗的共情性反应的方式定义了反移情。马库斯指出一种直到今天仍然普遍的倾向性，即运用反移情这个概念来指代治疗师在治疗中对来访者所有一切的反应。为此，他提出了一个三步定义，帮助治疗师判断一个干预是否对于治疗产生有利影响。

首先，反移情的根基在治疗师的潜意识或前意识(转移注意力就可触及的想法)中。其次，反移情对于病人(针对治疗师)的**移情**或其他材料具有特异性①。最后，若要将其称之为反移情，治疗师的反应同时防御性地阻断或干扰了治疗进程。

> 一名 28 岁女性 C 女士在接受一名女性治疗师的治疗，她述说头天晚上的一个事件，当时她对丈夫发火了，因为他坚持要在性生活之前"磕"点伟哥。在 C 女士生气的时候，丈夫冲出了房间，开车跑去一个哥们家抽大麻。
>
> 这位女性治疗师对 C 女士说："你对他还是蛮粗暴的"，她以为 C 女士会因这个干预对她防御性地**攻击丈夫**来缓解自身对性的焦虑这点有所洞察。治疗师感觉自己在面质时"同频"了 C 女士的防御性敌意。
>
> 但 C 女士的反应是："我对他还粗暴?! 那我呢? 你知道他在我们度蜜月的时候就服伟哥吗? 他才 33 岁啊! 我觉得你根本不懂；我觉得他不爱我，不过就是想证明什么罢了。你干嘛说我对他粗暴，而且没看到我两年来都努力变得更能为自己发声吗?"
>
> C 女士的强烈抗议指示出治疗师的干预——即 C 女士对老公"粗暴"——是一个反移情反应，此时治疗师暂时**认同**了 C 女士的丈夫(此为莱克[Racher, 1953]所称的"互补性认同"，即认同了病人对他人的内摄物)。
>
> 由于这一反移情反应干扰到了治疗进程，我从技术的角度建议治疗师向 C 女士承认自己当时在共情方面的不足，但不用具体去解释背后的各种原因。治疗师在接下来的治疗小节中这样做了。C 女士感谢了治疗师，然后对治疗师的"不完美"有了更多的想法和反应，这让她想到她父亲在她青少年时

---

① 【原注】也就是说，治疗师由于病人的态度和行为被扰动而出现反移情反应；治疗师其他有问题的态度则可能源自于治疗师本人的性格运作。我希望在这里补充一点，经验不足或受训不足的治疗师可能由于和自己潜意识困难无关的原因，在管理以洞察为导向的治疗中犯错误。

期,总是因为她和男孩子交往的社交问题责备她。这些后来出现的联想说明C女士在相当程度上把自己对父亲"缺乏敏感"而积累的多年愤怒**移情**到治疗师身上[1]。

亲近、稳定、身份同一性。关系中维持亲近和稳定的能力都倾向取决于身份同一性(或自体意象)的稳定性。如果自体意象在童年早期或者青少年时期受损(Blos,1962),那么成年后关系中的亲近就可能导致自体—客体融合焦虑出现。这一焦虑通常借由制造**距离**、物理上或情感上远离所爱的客体或者挑起和对方的冲突来缓解(将**敌意**作为防御)。阿克塔(Akhtar,1992a)划分出"拉链绳、环绕轨道和看不见的屏障"(tethers,orbits,and invisible fences)等不同形式,描述了不同个体控制关系距离的模式。韦斯(Weiss,1987)发现,生活中还"需要"另一个女人的已婚男人有着这样的生活方式实则是为了防御持续性的自体—客体融合焦虑。谷登伯格(Goldberger,1988)在女性身上也发现了类似的动力,她们感到一种生活中要同时有两个男伴的迫切"需要"。

Warm-ETHICS的使用也和客体关系其他方面的评估相对应。人际间学派多年的研究指出,一谈到关系,从本质上讲有三种人际功能运作水平。最低的水平是"自恋"(事实上更准确地讲是自闭)式的水平。在这个原始水平上,人们根本无法视他人为独立个体,而是会根据自身的幻想和欲望错误地感知他人的反应。这些"自恋"的人可以说是生活在某种梦境中,并由于自身糟糕的现实检验功能和判断功能不断犯下错误。海伦·瑞迪(Helen Reddy,1973)的金曲"DeltaDawn"中就描述了这样一个处于自闭功能运作水平的女人[2]。

相对更高一些的人际功能运作水平被描述为"需求—满足"型。在这一水平的人(有时候也被称为"自恋")对和他们建立关系的人通常有着无情的态度。这些人为了性、金钱或个人晋级而使用他人,但是却对亲密没有太大兴趣,也不太顾及他人的感受或功能。

最后,最为健康的人际功能运作水平关乎"相互共情"。在这个水平上,人们彼此调频,尤其是彼此的心境、愿望和敏感度。他们尝试彼此理解,相互帮助。但当然,三

---

① 【原注】这一系列互动的动力实际上要更加复杂。我举这个例子的目的是为了进一步解释共情和反移情这些概念。

② 【原注】歌词一开始是:"Delta Dawn(女人名),你戴的是什么花? 那是一朵随时光流逝而凋谢的玫瑰吗? 我是否听你说过,他今天来要和你相见,带你一起去他天上的宅府?"

个水平并非相互排斥，非此即彼，一个人也可能同时以不同程度在不同水平上运作。但一个人越是健康，他与人关系中的相互共情就越是普遍、充分。

斯坦恩(Stern，1985)说服了大多数儿童研究者，他认为马勒团队(Mahler et al.，1974,1975)错误地将生命头两个月命名为"自闭阶段"：

> "……婴儿从出生起就开始体验到自体的浮现。他们天生就可以觉知到自体——组织过程。他们从来不会真的经历一种自体/他者全然未分化的状态。在生命最初或整个婴儿期，绝不会出现自体和他者的混淆。他们同样也天生就能够选择性地回应外部社会事件，绝不会经历一种如同自闭的阶段……。"

马勒划分的其他发展阶段到目前为止经历了时间的考验，尽管她的发现遭到错误解读。一方面，一些人认为她的意思就是母亲不应该离家外出工作。另一方面的曲解聚焦于"分离"的含义，一些人感觉"分离"就等同于母亲不应该安抚一个哭泣的孩子。这些歪曲都是错误的。在我 2016/2017 年的一篇论文中，我着重指出，在婴儿生命第一年中，如果婴儿哭泣就一定要去安慰，而不是任由婴儿哭泣、不去照顾婴儿(Blackman，2016,2017)。

"共生"阶段大约开始于 3 个月，在 5—7 个月时到达顶峰，尽管斯坦恩指出，一些个体的本体感受和主体间兴趣从出生起就存在。接下来是分离—个体化过程，由四个亚阶段组成，其中包括充满张力的"和解"亚阶段(16—25 个月)。从 25—36 个月起，自体和客体恒常性开始摇摆地建立起来，顺利的话到 36—42 个月时多少能稳定下来。(贝克尔[Becker，1974]展示出，潜伏期的创伤也能够导致退行，撼动这些自体和客体意象的稳定性；R. 奈特[R. Knight，2006]发现潜伏期的不稳定性因为情况不同也会有所不同，大多数男孩从 6.5—11.5 岁稳定下来，而女孩则从 7.5 岁一直持续到 10.5 岁)。

虽然斯坦恩(Stern，1985)认为在分离—个体化中儿童还同时经历了和母亲的主体间体验，但马勒团队的观察暗示出此时对自主性的挣扎也同样存在。也就是说，儿童在分离—个体化阶段一方面需要人际间的"安全依附/依恋"(Bretheryon，1992)，但另一方面与依附交替的也有攻击性的表达，这可被称为"安全脱离"(secure detachment)(Akhtar，2020)。

在有边缘性和精神病性问题的成年人身上，我们常常能发现情感亲近(Akhtar，

2019)可能会激发他们内部产生自体—客体融合焦虑。与此同时,这些人也害怕和爱人的物理分离会导致他们自身的死亡("分离焦虑"),这是因为如果他们在视觉上感知不到另一个人,他们内部对这个人的客体意象也会一起褪去。

当自体意象和客体意象融合的焦虑出现时,防御性的**疏远**操作就被动用。当人际距离太远时,与作为单独个体相关的破坏性孤独感受又开始升腾,孩子就会使用其他防御机制来重新恢复亲近和/或融合,如**哭泣**、**哀怨**和**黏附**。

分离—个体化阶段从7、8个月大一直延续到儿童3、4岁的年纪。经历了分离—个体化阶段的四个亚时期后,理想状态就是孩子能够发展出相对稳定和可靠的自体意象和客体意象(达成自体和客体恒常性)。到了3岁,一个平均可预期的儿童应能和母亲分离相对更长一些时间而不会发展出过分严重的分离焦虑。但是在3岁之前,目前还尚不清楚一个母亲(形象)需要花多长时间与儿童互动才能让孩子成功发展出自体和客体恒常性(McDevitt,1976)[①]。现在至多可以说,养育安排越是复杂、和重要母亲形象越是常有分离,那么养育困难的风险也就越会增加;所以父母应对孩子所处亚时期有所了解和注意,并尽可能地作出相应调整。

正如埃里克森(Erikson,1950,1968)和布洛斯(Blos,1962)所描述的,家长们也知道关于分离、完整性和身份同一性的冲突会一直持续,通常在青少年时需要再次被解决,一般到了成年期就会达成某种完结。

人格障碍中的客体关系与性格防御

在成年人身上,一些人格紊乱可能基于分离—个体化冲突(Marcus,1971;Hamilton,1990)。要想理解这些特定类型的冲突需要首先理解童年早期和之后在青少年期重现的未解决的分离—个体化动力。其次,基于结构理论的人格要素应被整合进理解中:关于驱力愿望、情感和防御的各种冲突如何合并分离—个体化问题促成了人格方面的紊乱(Pine,1990)。

有一些人格紊乱关乎于对分离的内疚,而作为一种自体—客体融合形式的**团聚**则防御了这种内疚。这种模式可见于那些允许侵入性父母控制他们的人身上——即便

---

① 【原注】麦克戴维特(McDevitt,1976)引用了马勒的观点,她认为儿童一天至少要和一个稳定的养育者(母亲形象)度过两小时"高质量"时光才可能发展出足够的自体和客体恒常性。但麦克戴维特明确指出,对于这个问题的研究由于变得过于政治化而难以解读。

他们已经是成人了——以此来缓解因为显得过于"分离"而伤害父母所导致的内疚。在电影《最好的朋友》(Best Friends，Jewison，1982)中，演员伯特·雷诺兹(Burt Reynolds)和戈尔迪·霍恩(Goldie Hawn)就以幽默的方式诠释了这一问题。此外，有些类型的**情感疏远**之所以发生是为了防御自体—客体融合导致的情感——此时，疏远同时还惩罚了当事人以缓解内疚。所有这些都促成了妥协形成，最终导致病理性人格特质的出现。

为了更好地理解，让我们现在来概要地看看较为常见的人格问题。

首先就是"墙花"(wallflower)型人格，这样的人深受**社交抑制**之苦。从防御机制角度看，墙花型的人会使用诸如**回避**和**言语抑制**这样的防御机制。但分离—个体化动力也可能导致她成为一个"卫星"(见下文)，即使用**疏远**防御来回避和他人的亲近。

另一种类型是"霸凌者"(bully)(Knight，1942)。通常我们对这类人的理解从攻击驱力角度出发，并考虑他们对**投射性认同**防御性地使用：霸凌者试图激发起他人的恐惧，这样他自己就不会感到恐惧了。但他可能也潜意识地渴望有人能与他们同频，而又确信没有人真能体会到，所以他就去激发他人的恐惧、痛苦和无望；现在因为他人被他激发起和他相同的情绪(被恐吓、暴怒和恐惧)，这就缓解了他自身的自体溶解感和抑郁性的分离感。

所谓"胆小怕事"者(Casper Milquetoast[1])指的是那些战战兢兢、退缩不前，甚至连自己的影子也害怕的人。他们使用的防御机制包括**被动**和**禁欲主义**(退缩)，以此来防御因攻击性而产生的内疚。不过，这类人格者也可能会**回避**任何可能导致自体—客体融合焦虑的客体接触。

而"唐璜"们(Ferenczi，1922；Alexander，1930)则指那些自处留情、玩弄女性的人。对这种类型的人进行概念化，我们通常会使用和性驱力相关的理论，并考虑超我的某些缺陷。但他可能也是"彗星"(见下文)，他们享受高强度、**性欲化**亲密接触带来的刺激，但之后则必须逃离以防御自体—客体融合带来的抑郁情绪(空洞感)(Wolf，1994)。

"傍大款"的人(gold digger)[2]指那些贪图金钱的女性。我们认为，这类女性具有自恋性，尤其需要满足口欲驱力(对金钱的需要)。她使用性来达到这一目的(**性欲化**

---

[1] 【译注】Casper Milquetoast 是 H. T. Webster 创造的漫画人物，出现在《害羞的灵魂》漫画系列中。Webster 描述这一人物为"说话轻柔，但却遭人棒击"类型。

[2] 【原注】一些男性也有这样的人格病理表现，但我们通常不用这一称呼。此外，除了那些收费的男妓外，大多数进行情感欺诈的男人之所以成功并不在于他们能给女性纯粹的性幻想带来多少满足，而在于他们对这些女性给予了虚假的关注。

防御),而由于超我**空白**所以很少感到内疚。让事情更复杂的情况是,她可能会**回避**温暖和亲近,而防御性(无情)地关注口欲满足(**口欲力比多退行**)。为了防御身份同一性弥散焦虑,她使用交易性质的性活动来**回避**亲密①。

"战斧"们——那些高攻击性、高敌意的女性——通常会让我们去概念化其驱力部分,尤其是攻击性的释放。但她也可能是在防御着严重的分离焦虑。**敌意**阻碍了她与他人的亲近,但她的言语攻击如同链绳一样控制着他人,让他们待在身边。她的丈夫会与她保持疏离,在回家面对妻子的横眉冷目、钉嘴铁舌之前可能会经常外出和哥们儿们垂钓或饮酒,但两人却一直维系着婚姻。

"书呆子"指那些在社交上笨拙、使用适应**抑制**这一防御、对表达攻击性有冲突并且社交能力(作为一种自我功能)有缺陷的人。书呆子们可能无法很好地进行抽象、理解各类情境或与他人进行正常社交。但是他们不合群的行为可能也是在防御他们的自体意象不会因为危险地服从了某个团体而溶解。

"恶作剧者"被阿洛(Arlow,1971)描述为具有"性格倒错"(character perversion)。他们大多为男性,有强烈的阉割焦虑,但通过惊吓他人来防御性地制造恐惧。搞恶作剧会吓唬到其他人,同时也表达了对他人的敌意攻击。然而,恶作剧者通过引发人们对环境安全的焦虑(Winnicott,1969)也能够(借由**投射性认同或点煤气灯/心理操控**)在他人内心制造出他自身对于安康生活的不稳定感(Sandler,1990)。

此外,还有那些"毛头毛脑"的"野男人"或"野女人"。我们通常认为这类人在冲动控制、判断和执行功能上有缺陷。但他们可能也属于"彗星"(见下文),即贪恋片刻的激情而与此同时又要防御性地维持他们的自由感。歌剧《卡门》描述的正是这样一个膜拜自由的狂野女子(Blackman,2000)(见附录5)。

据称,美国精神病学会(American Psychiatric Association)出版的各类手册在没有援引任何与成因相关的理论下描述了各种不同的人格紊乱情况。但是,分析性的病因理论可以被用来解释这些人格紊乱:

- 依赖人格关乎于口欲和**力比多退行**。
- 被动攻击人格基于使用了这种防御机制。
- 引发关系问题的边缘性人格者和自恋性人格者,由于他们在自体和客体分化方

---

① 【原注】这种类型的女性在电影《体热》(Body Heat,Kasdan,1981)中由凯瑟琳·特纳(Kathleen Turner)精湛饰演。她的角色使用性诱感让男人上钩;但最终结局揭示出人物的自恋性、口欲性以及对情感疏远的愿望。

面的紊乱，会产生**人际距离**和亲密度上的困难。

- 精神分裂样人格的诊断基于在亲密关系中使用**疏远**这一防御机制（**禁欲主义**）。
- 回避性人格者远离那些可能会引发情感混乱（冲突）的情境来进行防御。
- 最后，表演性人格者防御性地使用其丰沛的情感。

在考察这些人格紊乱的成因时，冲突理论会关注人们对内疚、口欲需要、肛欲需要、性欲需要和攻击性产生的各种冲突，所有这些都被各类防御所管理。客体关系理论则会强调人们对于亲近、人际距离、稳定性和温暖的愿望以及由此生发的各种防御。

阿克塔（Akhtar，1992a）给我们提供了一个有用的概念——"最佳人际距离"（optimal distance）。若要理解这个概念在临床上的效用，需看到客体关系理论对于人际距离的注重以及这些理论指出在某些特定类型的成人精神病理状况中，恰恰是出现了不理想、防御性的人际距离。但对于一个处于和解亚阶段的 2 岁儿童而言，产生对亲近的冲突并非是病理现象；他们此时挣扎着要形成清晰、稳定的自体和客体意象。同理，一个 13 岁的少年对于亲近感到不适通常也并非异常，因为在这个时期，和解亚阶段的议题需再次经历；因为他们挣扎着要建立起自己的身份同一性。但有些成年人却无法从人类亲密中获得满足，也不愿意在快乐原则基础上重复亲密（Schur，1966），相反，他们体验到对关系的强烈焦虑，然后便开始实施一系列疏远和拉开距离的防御。

要全面理解客体关系方面的困难，查理斯·布莱纳（C. Brenner，1982b）对妥协形成概念的重新梳理显得十分必要。布莱纳诠释了维尔德（Waelder，1936）"多重功能"的概念，认为多重功能存在于每个精神行为和每个精神症状之中：它也是多重因果。亦即，一些记忆、大量的超我冲突、很多的驱力冲突以及若干防御共同促成了某个特定症状或想法的出现。

要整合客体关系理论和防御理论，可以考虑这点：**在成人精神病理中，妥协形成可以同时以不同的、彼此冲突的方式涉及亲密和最佳人际距离。**换言之，有些人建立起疏远的人际关系，但却渴望亲密。人们建立关系的方式同时也受到来自愿望和防御两个方面元素的影响。这样，防御和妥协形成的概念对于理解病人客体关系问题就至关重要了。

有些进入治疗的人抱怨他们感到抑郁和孤独。一个"支持性"治疗师（见第七章）会说："你为什么不参加些活动，结交些朋友呢？"他们则可能会回答，"我做不到。别人要来认识、了解我让我太紧张了。"治疗师接着说："那如果人们不认识、不了解你的话，你就会一直孤独呀。"病人则会忧郁地同意，"是啊。这就是我为什么抑郁嘛"。

如果病人要求你给他们开抗抑郁药,而你也真的给他们开了,那么(从象征层面)你给予了他们一点点亲近:他们把你开的药放入自己的身体中。同时,他们就可以三周后再来见你了——以此不用太靠近你。这些人在口服你给他们开的药的时候,会象征性地体验到些许亲近,但另一方面却通过不经常来见你保持和你的距离。这就是那些抱怨抑郁但同时到了成年依然对分离—个体化抱有持续冲突的人常用的妥协形成。

其他病理性的妥协形成也可能延续到成年期(Kramer,1979),这包括"拉链绳"、"环绕轨道"、"看不见的屏障"(Akhtar,1992a)、"卫星"、"彗星"和"逃家小兔"(Runaway Bunnies)(Blackman,2001)。

对治疗师或其他人使用"链绳"的人会防御性地保持距离,但却又不会放弃这个情感联结。克莱默(Kramer,1992)描述了一个她治疗的潜伏期男孩,每次在她度假前,这个男孩都会做一个链子。男孩告诉治疗师:"我要像变魔术那样使用这个链绳。当我拉它的时候,你就会听到我,然后就会像变魔法一样跑来我身边。但是我如果不拉它,我就不需要你。"

阿克塔的一些成年病人就使用"链绳"这个词来解释他们和其他人的关系(Akhtar,1992a)。如果这些成年人和其他人情感过于接近,他们的反应就好像自己的自体意象要溶解了一样。因此他们防御性地制造出距离,如**回避**对方、挑起争执或情感缺席等。"去钓鱼"就是这种行为的一种表现,它一方面实现了回避,但另一方面也将对方用链绳牵住。

其次,阿克塔描述了"看不见的屏障"——人们可能会使用这种方式来建立或保持**防御性距离**。你可能会注意到,正当你开始获得关于对方更具体、私密的信息时,一些人会突然说这样的话:"我不能具体谈这些;我这儿有堵墙,你绝对没法进入的。"

> 有一次,我对一个接受我治疗的女性讲,我可以看到有些事让她不开心了。等她下次来时,她愤怒地对我说:"我再也不想和你讲话了。我就是只刺猬,现在我要采取**刺猬**模式了。如果你太接近我,我就会刺你。"

尽管在她的联想中有相当明显的阳具象征(痛苦的"刺"[①]),但在这个特定的例子中,她使用这种假性阳具意象(pseudophallic imagery)是为了建立起**防御性的距离**。

---

① 【译注】"刺"(prick)的英文在俚语中有"男性生殖器"的意思。

当她感到我共情性地调频到她时,她对体验到的亲近感受产生了焦虑。这也说明另外一个问题:性欲化可以被用来抵抗因自体和客体恒常性问题而导致的焦虑。

再次,阿克塔援引了沃尔坎的术语"环绕轨道",用此来解释最佳人际距离"……最好被视为一种精神性位置,它既允许亲密但又不会导致自主性丧失,它既接纳分离但又不会造成痛苦的孤独"(Akhtar,1992a)。阿克塔在"人造卫星状态"(satellite state)①(Volkan & Corney,1968)概念基础上将其描述为"在一个强烈而又矛盾依赖的引力场中环绕旋转的被捕捉星体。他们各种疏远的尝试,亦即,穿行、慢跑、果断等是为了确保他们不受到(自体—客体)融合焦虑之苦,而他们想象中的链绳给他们提供了和分析师的'远距离接触'(Mahler,Pine,& Bergman,1975),因为分析师一直可及……"(Akhtar,1992)。换言之,一些人形成人造卫星风格的关系,既防御了和爱的客体的亲密,又保证自己能对其紧抓不放。

艾斯克(Escoll,1992)报告了和环绕轨道相关的、另一个治疗中儿童的幻想(事实上是一种妥协形成):身处于一艘宇宙飞船中,和地球及基地保持着距离,但是又运行在轨道上和其维持着联系。有着这种妥协形成的成年人倾向于在某处有一个"基地",这非常类似一些潜伏期儿童的游戏,这些游戏的主旨就是攻击对手后返"家"。在儿童游戏"抱歉"(Sorry)中,一个玩家可以在击倒另一个玩家后将"家"重置到"起始点"。如果你在"抱歉"游戏中走运的话,你将逆行并快速在对手(兄弟姐妹)之前返回"家"。棒球比赛的目的就是从本垒(家)离开,然后以尽可能快的速度返回本垒并得分("本垒打"是最快速的方式)。

因各种防御而对成人次级过程思维造成的污染可能被用来减少分离焦虑(以及对丧失客体意象的恐惧),这种情况出现在我治疗的一名男性身上,他在每一次出公差之前,都要离开办公室并开车到自己家门口遛一圈以确保房子没有被烧掉。而当他返回时,他做的第一件事就是开车回家看看房子是否还健在。他之所以想要看到自己家,是因为这样可以很形象地在他头脑中重建起家的意象。这种行为模式缓解了他对客体无恒常性而产生的焦虑(Blum,1981)。

从技术层面讲,克莱默和阿克塔提醒治疗师要注意那些在治疗初始就说想在两

---

① 【译注】经和原书作者讨论,第三章和本章中出现的"moons"被翻译为"卫星",而此处的"satellite"被翻译为"人造卫星"。"卫星"不仅只包括地球的卫星月球,它也可以指诸如木卫一、木卫二这样的卫星,即环绕某颗行星运转的卫星。而"人造卫星"这种表述更注重其形容用法,即"人造卫星状态",同时其位置也更接近客体(导致个体内部出现融合焦虑或分离焦虑,但此时自体和客体恒常性还未建立起来)。

年、或者甚至六个治疗小节中"结束"的来访者。设定一个时间期限常常代表了建立起一个逃跑路线——这是一种对能承受多少关系亲近而产生的焦虑的防御。

有一些(接受精神分析的)病人拒绝使用躺椅①,这可能是为了防御因看不到治疗师形象而产生的焦虑。由于使用躺椅,病人会更容易产生对分析师的各种幻想。对于这些被分析者而言,看不到分析师会激发出一种分析师情感上"其实不在场"的幻想。有一些有着边缘性人格组织的病人可能会在使用躺椅中严重退行——并进入到短暂的精神病性状态中。通常更好的方法是让他们坐着交谈,这样他们可以看到治疗师,因此也能维持一个更为整合的对分析师和对自身的意象②。

我在第三章(防御♯46)中描述了"卫星"和"彗星"们。卫星指那些和他人维持相对固定的情感距离的人。他们围绕着另一个人稳定运行,既不会走得太近,但又不会脱离轨道。当出现失去母星(分离焦虑)或过于靠近母星(自体—客体融合或湮灭焦虑)的危险时,他们就会动用各种防御性操作,包括"玩消失"(例如,躲到了工具间③)或者对浏览网页非常痴迷。

彗星们会热一阵子并享受亲密的情感关系。但是,过了一段时间后,他们就会发展出自体—客体融合焦虑(或抑郁情绪,例如,在婚姻中一个伴侣感到他/她失去了个人身份同一性中的某些元素),并因此使用各种防御(例如,自己一人去旅行或失去了对性生活的兴趣)。

"逃家小兔"是我从玛格丽特·怀斯·布朗(Margaret Wise Brown, 1942)备受欢迎的儿童书籍中借来的词汇。一篇近期的书评这样描述这本书:

> 《逃家小兔》的故事开始于一个小兔子,他想要逃离。"如果你跑掉,"他妈妈说,"我会在后面追你。因为你是我的小兔子"。然后就展开了一段活泼风趣、充满想象的追逐游戏。无论这只小兔子伪装成什么样子——小溪中的鱼、花园中的番红花、山野的岩石——他坚定不移、慈爱有加、护犊心切的母

---

① 【译注】"精神分析性治疗"/"动力性治疗"与"精神分析"有所不同。"精神分析性治疗"/"动力性治疗"治疗频率相对低,最多一周2—3次,同时治疗师和病人坐着交谈。"精神分析"治疗频率高,一周至少见3次/天,最多5天。在弗洛伊德时代可达一周见6天。同时病人使用躺椅,而分析师坐在病人后方,病人无法看到治疗师。

② 【原注】不过,沃尔坎(Volkan, 1987b)推荐了一些使用躺椅分析边缘性病人的技术。

③ 【译注】在美国中产阶级(及以上),很多家庭有单独的空间,例如,车库或独立于主要房屋的小房间被家庭某个成员(通常是男性)用来从事各种手工活动,如木工、电工、修理等。

亲总是能找到方法发现他在哪里……（Everything Preschool，2002）

但很不幸，到了成年后还像逃家小兔一样处理关系的人其实是相当紊乱的。他们常常在情感上远离那些关心他们的人，而后者则会去追逐并抓到这些逃家小兔们。逃跑是一种抵御自体—客体融合焦虑的防御，而重聚则是对抗分离焦虑的防御（分离焦虑指一种不愉快的感受加上认为客体意象将会解体的想法）。这种逃跑、之后又被迎接回家的模式在某些酗酒者和滥情者身上十分常见。

作为总结，我们可以认为性格问题是各种防御的组合，它们抵御结构性冲突以及分离—个体化冲突（Dorpat，1976）。两类冲突似乎都促成了妥协形成，最终形成了性格方面的病理情况。

防御和症状群

如果考虑症状群的话，那么诊断也在很大程度上依靠对个体使用的主要防御模式的评估。表 4.1 以及后续的讨论描述了不同综合征中可以看到的典型防御丛。

在考察和不同症状相关的防御丛时，首先一定要记得，基本上任何防御丛都可能出现在任何人身上——从相对正常的人群到精神病性人群。之前曾经提到，判断一个人属于精神病性功能运作还是非精神病性功能运作主要取决于对这个人自主性自我功能、自我力量和客体关系发展的评估。确立这个基础后，也确实可以看到一些特定的综合征中会出现典型的防御丛。事实上，这些特定的防御丛也在定义心理问题（精神病理）上扮演了重要的角色。

首先，"神经症性"症状就本质而言是由抵抗因心智冲突引发的各类情感的潜意识防御所导致。

表 4.1　各类防御丛

神经症典型防御丛	
普遍见于所有神经症性问题	
19. 置换	27. 力比多退行
20. 象征化	32. 认同幻想
21. 凝缩	79. 移情
25. 潜抑	

其他特定防御丛

强迫类型

11. 反向形成,完美主义,高度守时	17. 分隔处理
12. 撤销和仪式化	42. 合理化
13. (情感)隔离	43. 穷思竭虑
14. 外化	45. 理智化

抑郁类型

15. 转向自身	62. 被动
37. 认同丧失客体	53. 不认同
38. 认同内摄物	11. 反向形成

受虐类型

35. 向攻击者认同	62. 被动
36. 向受害者认同	64. 变被动为主动
39. 诱惑攻击者	95. 向受伤客体认同
41. 邀请惩罚/挑衅/挑逗	100. 直率
	83. 恐吓他人

焦虑类型

表演性亚型

46. 社会化	67. 戏剧化
22. "幻象"形成	68. 冲动化
39. 诱惑攻击者	76. 夸大
64. 变被动为主动	77. 泛化
32. 认同自身幻想	92. 超唯美主义
47. 本能化:尤其是性欲化	93. 油滑

抑制亚型

59. 缄默	48. 情欲化自我功能的抑制:躯体转换
62. 被动	49. 理想化
65. 躯体化	56. 同性客体选择
73. 病理性利他	91. 含糊其辞

恐怖亚型

1. 投射	62. 被动
61. 回避	57. 以一种情绪对抗另一种情绪("惊恐")
44. 对抗恐惧行为/逆恐行为	

边缘性问题典型防御丛

(所有防御都适用于神经症,加上)

普遍见于大多数边缘性问题

28. 自我退行	30. 地形学退行

续　表

其他特定防御丛
偏执型

2. 内摄　　　　　　　　　　　　65. 躯体化

1. 投射　　　　　　　　　　　　14. 外化

3. 投射性认同　　　　　　　　　16. 消极主义

4. 投射性指责　　　　　　　　　18. 敌意攻击

5. 行为否认　　　　　　　　　　74. 点煤气灯（心理操控）

8. 分裂　　　　　　　　　　　　76. 夸大

　　　　　　　　　　　　　　　97. 高度警觉

自恋型

34. 认同理想意象或客体　　　　　63. 自大/全能

49. 理想化　　　　　　　　　　　60. 喋喋不休

50. 贬低　　　　　　　　　　　　67. 戏剧化

52. 具象化　　　　　　　　　　　46. 社会化

53. 不认同　　　　　　　　　　　89. 不真实

　　　　　　　　　　　　　　　100. 直率

精神分裂样型

55. 禁欲主义　　　　　　　　　　61. 回避

59. 缄默　　　　　　　　　　　　62. 被动

40. 升华（与他人在场）　　　　　72. 假性独立

冲动支配型

57. 以一种情绪对抗另一种情绪　　70. 黏附

64. 变被动为主动　　　　　　　　71. 哀怨

68. 冲动化　　　　　　　　　　　35. 向攻击者认同

69. 物质滥用

反社会（精神病态）型

5. 投射性指责　　　　　　　　　42. 合理化

10. 去生命化　　　　　　　　　　46. 社会化

16. 消极主义　　　　　　　　　　33. 认同家长潜意识或意识愿望/幻想

23. 搪塞　　　　　　　　　　　　76. 夸大

35. 向攻击者认同

精神病典型防御丛
（上述全部，加上）

6. 否认：本质、行为、幻想、言语　　55. 禁欲主义

7. 去分化　　　　　　　　　　　58. 高度抽象化

8. 分裂　　　　　　　　　　　　78. 重构现实

9. 泛灵化　　　　　　　　　　　80. 解离

10. 去生命化　　　　　　　　　　94. 躯体暴力

3. 幻觉

焦虑综合征

在惊恐/恐怖障碍中,我们可以看到**象征化、凝缩、置换、投射、受虐性挑衅、以一种情绪对抗另一种情绪、移情和回避**。

　　几年前,我和一些同事共同参加了一个面向普通大众的恐怖症研讨会。为了引入我从精神分析角度做的报告,精神科医生兼此次研讨会主持P医生报告了他的一个临床案例:唐娜,一名已婚年轻女性,有着电话恐怖症。她不能触碰电话,也不能进入有电话在的房间。P医生解释说,他每两周见这位病人一次,让她进行脱敏练习,帮助她逐渐靠近电话,并指导她服用抗抑郁药物。这些方法在今天仍然是治疗恐怖症的常见方法。

　　接受这种非动力性治疗一年后,唐娜描述了她一次"奇妙"的顿悟。她报告说,她一直以来都在思考电话的问题,也在思考她处于困境的婚姻。她想起就在她出现电话恐怖症前,她的一个前男友打来电话邀请她出来聊聊。她推脱了见面,前男友说之后再给她打电话。而她也考虑是否要给他回电话,但一直没有回。

　　唐娜对P医生坦白说,她认为她之所以会回避电话是因为想见前男友的冲动"太诱人"了(亦即,这种想法因为过于诱惑而引发了她的内疚,也让她充满焦虑)。她意识到这件事后,恐怖症就消失了。唐娜现在已经停了抗抑郁药,也结束了和P医生的治疗,看起来已经治愈了恐怖症。

诊断和治疗中的一个重要鉴别要点在于**口欲退行**这种神经症性防御同时也是一种妥协形成(见第一章)。也就是说,尽管**口欲退行**回避了各种性、敌意和引发内疚的愿望之间的冲突,这些冲突中的一些元素同时也借助退行性象征得以表达。病人也可能会选择现实情境来达成满足,但潜意识中却激惹来惩罚进而缓解了内疚。

　　譬如,唐娜的电话恐怖症**从象征层面让她回避**了对前男友的性愿望,因而使她不会感到内疚。与此同时,她也从男性精神科大夫那里获得不那么令她内疚的口欲满足——他会专心地倾听她,"给"她可以放入口中的药物。然而,治疗关系不仅强化了她的退行性(口欲)防御,而且P医生的专注和药物也提供了口欲满足和象征性的性欲满足。唐娜无疑会对和P医生的这些象征性满足也感到内疚。此外,随着脱敏练习的不断深化,她越来越能接近电话,她的内疚可能也被放大了,因为这**从象征上**意味着她马上要和前男友偷偷见面了，而这件事很可能会演化成她愤怒地给老公带上绿帽子。

随着她的冲突升级（因对前男友怀有性愿望而产生的内疚，因为丈夫敌意—攻击的愿望而产生的内疚以及因从 P 医生那里获得象征性满足而产生的内疚），她日益增长的焦虑似乎激发了她的整合功能和观察自我。她具有足够的洞察而作出了自己的诠释。此外，这个洞察本身也是一次妥协形成（C. Brenner，1982a），防御性地让她**回避**返回治疗。P 医生以一种**置换、象征**的方式满足了她想要有婚外性的愿望，而真正的婚外性必然会伤害她的丈夫，因此会激起她的内疚。所以现在她开始对 P 医生产生恐惧，并开始对他产生**回避**。

躯体转换症状可能参与到焦虑综合征中，有时伴有讨好/诱惑态度（"表演性"——事实上是对攻击者的诱惑）。

一名 37 岁、嫁给一位家庭医生的女性 GN 夫人，主诉报告自己有飞机恐怖症，接近机场时会出现惊恐发作，并且无法享受性生活。她无法获得性兴奋。

对她性功能障碍（一种躯体转换症状）分析中的一部分揭示出这一障碍是冲突导致的结果：不回应让她避免觉察到对丈夫"对病人比对我和孩子更专注"的愤怒。甚至孩子出生时，他都不愿意和同事换班而导致他不在现场。同时，GN 女士的性抑制也表达了对他的敌意拒绝，并一起惩罚了怀有这种敌意的自己（无法在性生活中获得乐趣）。借助**潜抑**真实想法并辅以**向攻击者认同**（丈夫），这一冲突被维持在潜意识中。

各类抑郁

可以认为，抑郁包括了抑郁性情感和典型防御**丛**。区别各种不同水平的抑郁性疾病主要在于自我功能的缺陷程度（更严重 = "精神病性抑郁"或"重度抑郁伴精神病性症状"）、自我力量的受限程度（例如，抑郁性情感耗损情感容受能力，导致记忆和睡眠—觉醒周期的熔断）以及客体关系受损程度（抑郁情绪伴随从与重要爱人["客体"]关系中退缩）。

抑郁情绪可能因为各类不同情境而生。再次重申，抑郁情绪包括一种不愉快的感受加上一个想法，即一些可怕的事情已经发生，而且无法挽回了。也许促发抑郁情绪中典型悲观信念的最常见动力是：（1）由于**最小化**和**压制**而未能解决哀伤；（2）**将愤怒**

和批评转向自身以此防御对暴怒的内疚(Blatt，1992)。

　　在未解决的哀伤中，一个人**压制**了对失去爱人的想法并且/或者**隔离**了各种不愉快的感觉。**认同丧失客体**导致此人开始表现得类似失去的客体(使用后者特有的语言习惯、讲述相关故事、也变得爱批评、投身于相同事业或者从事其他特定行为)。如果还留存着对失去的人的任何愤怒，那么就可能出现内疚，导致愤怒**转向自身**。这也会形成抑郁情绪。

　　　　科里，一名 30 岁抑郁男性，来自一个高度紊乱的家庭，从小就遭受躯体虐待。但是，他和一个哥哥——托德——有着温暖的关系，这个哥哥曾经保护过他。托德还把一个前女友"借给"科里，帮助他开始性生活。

　　　　当科里 22 岁左右时，托德在一次摩托车事故中丧生。科里略带羞耻地告诉我，他在哥哥的葬礼后和他的遗孀发生了性关系。我指出，科里的这种行为让他更像自己的哥哥，魔法般地让哥哥继续"活着"(此为对**认同丧失客体**作为抵抗哀伤这一防御的诠释)，科里听后开始控制不住地抽泣起来。几分钟后，他解释说，他在哥哥死后就已经"关闭了所有感受"(**压制和情感隔离**)，而且他也"从未哀悼过"托德的离世。他又补充说，他嫂子无疑代表了托德的某些方面，而通过和她发生性关系似乎也就保留了他和托德的联结(以**性欲化**作为防御来对抗因失去托德而产生的抑郁情绪)。

　　　　尽管嫂子也感兴趣并配合了此次性活动，但科里对此体验到很强的内疚感。我们得以发现，和托德遗孀发生性关系**置换**了科里对托德去世、留他一人在世而感到的愤怒。科里的内疚一部分来自于这种愤怒，因为他认为"这不是托德应得的"，而这份内疚导致科里的愤怒**转向自身**，也促发了抑郁。

　　抑郁性思维内容产生的另一个常见原因是没有达成目标。之所以会失败可能是因为目标太不切实际或者因为当事人的防御阻碍他/她达成一个实际的目标。无论哪种情况，都会产生失望并伴随覆水难收的想法。

　　　　莱恩，一名聪明的 18 岁大学生，在上高中的时候"过得很轻松"。但自从他进入一所竞争激烈、功课对他来说都不容易的大学后，他认为自己不学习也能拿好成绩的**自大**态度遭到了打击。现在，他感到抑郁，这导致他开始和哥们儿们饮酒并诱骗年轻女性。我指出，似乎酒精滥用和哄骗女性的行为再次强化了他觉得自己可以不用为自己行为负责的感觉（**此为面质他将饮酒、性活动和自大当作防御**），听后，莱恩悲伤起来，他说他痛恨想起父亲在他 16 岁那年的离世；事实上，他觉得他父亲会为现在的他感到羞耻，因为他现在就是一个失败者。他知道父亲如果在世，会对他更有期许（**认同父亲的理想，将其理想视为自己的理想**）。

莱恩大学毕业的目标从现实角度看是属于他智力能力范围内的，但是这个目标却因他**自大、性活动和酒精滥用**的防御遭到阻碍。他无法达成自己的理想（这一理想建立在认同他父亲的基础上），而这导致他感到抑郁。

边缘性人格

通常，边缘性人格者报告的各种主诉问题中包含了前面"神经症"案例中会出现的防御。但是，诊断为边缘性人格，除了基于对自我力量薄弱的考虑（尤其是冲动控制、情感容受和涵容初级过程幻想），也常常会参考是否能发现一些原型性防御。请注意，相同的防御也可能被精神病性问题的个体所使用。精神病性病人从定义上讲就是在自我功能和客体关系方面受损程度更加严重。

边缘性人格组织的特征性防御包括：**自大、（对他人的）贬低、敌意**（以制造人际距离）、**原始理想化、大量的否认、投射、投射性认同以及分裂**（Kernberg，1975）。

一名 40 岁同性恋律师约翰①因几个月前和伴侣分手而一直感到抑郁。于是，他跑到城市破败地区去"蹓大街"，买摇头丸，还钓到了一个流浪汉。之后，约翰和这个男人在一起嗑药喝酒，然后又在无保护的情况下相互肛交。性交之后，这个男人对约翰大打出手，还抢了他的钱包和车钥匙。约翰步行了几英里回家，但他并没有打电话报警，因为他担心这会在职业上和个人声誉上给他带来羞辱。

在第二天的治疗小节中，约翰称这个流浪汉就是一个"毫无价值的大便"。一开始，约翰似乎对自己吸毒、进行无防护性交以及任人殴打等问题行

---

① 【原注】此案例的内容也许令人感到有些震惊，但有着边缘性人格组织的人报告这类经历其实并不少见。

为毫无觉察。

真正理解此次事件用了很多个治疗小节。慢慢清晰的就是约翰**否认**相当现实的感染艾滋病毒以及被人杀害的危险。他在大街上购买摇头丸,认为自己不会被逮住进而失去法律从业资格,这点显示出他的**自大**。他**贬低**那个流浪汉,认为他毫无价值。通过用摇头丸"购买"这个人,约翰又同时可以将其视为"有需要的",而这个依赖的人现在就不是他自己了(**投射、贬低**)。

进一步探索发现,约翰在最初见到流浪汉时,挥舞着一张 50 美元钞票,这部分引发了这个男人的饥渴(**投射性认同**)。之后我又了解到流浪汉会殴打约翰的一个明显原因,那就是在他们肛交时,约翰在未经流浪汉许可的情况下打了他的屁股。我们可以看到,约翰通过**释放**攻击性来防御其他情感,这些情感包括因失去伴侣而产生的抑郁、分离抑郁情绪(失去自体伴随失去伴侣—客体)以及和流浪汉近距离接触产生的自体—客体融合焦虑。此外,约翰还**受虐性的激惹惩罚**以缓解内疚。

约翰的边缘性人格组织中包含了自恋、冲动、施受虐、自毁和偏执的成分。但是,他观察自我、整合功能完整,再加上有一定能力和我建立相互共情的关系,让我能够向他诠释前面所说的防御和妥协形成,最终逐渐帮助他停止了自我毁灭的行为。

精神病

尽管我们通常是从自我功能缺陷(尤其是整合、抽象、与现实关系和现实检验功能方面——见附录 1)以及客体关系缺陷(由于产生自体—客体融合的倾向性而在 Warm-ETHICS 等能力方面的受损)的角度去理解精神病性病人,但仍然可以发现一些典型的精神病性防御**丛**。

在下面的临床案例中,治疗中的病人使用了**自我退行**、**形式退行**、**现实重构**、**去分化**、**去生命化**和**解离**等防御。

蒂姆是一名 29 岁的研究生,至今还未获得英语文学博士学位,他感到自己的"抑郁"在干扰他。他已经做了八年的研究生院学生,期间都是他母亲——一位成功的会计师——在支持他。自从五年前他完成各类课程后,就没有和任何人打过交道。上大学时,他在兄弟会聚会上进行过一两次性活动，但从来没有正式交往过某个女生。他对这些问题的评论暗含着"女人都是为了钱（**去生命化**）"的想法。也就是说，他把问题归结于"女人"，而非他自身的笨拙和抑制（一定程度上**对痛苦现实的重建**）。

他总是蒙头大睡（**地形学退行**），其他时间，他就在他一居室的公寓里听古典音乐。他会花数个小时想象他出现在电视节目中（**去分化**），扮演某个角色（**解离**）——例如，一边指挥纽约爱乐交响乐团，一边拍摄菲莉丝·施拉夫利[①]被民主党人和各种动物强奸（在涵容初级过程思维中的**自我退行**）。等他停下这些神游后，他发现很难"返回真实世界"。

不要忘记，前面神经症性问题和边缘性问题归类中的那些形成症状的防御也可能与精神病共存。这一复杂情况就使得精神卫生领域的诊断比其他健康领域的诊断要来得更难。而一旦你注意到这些病理性防御模式，接下来就应尝试怎么去改变问题。

基于精神分析原则的治疗通常包括两个目标：（1）对主诉症状的缓解，以及（2）加强其他心智功能：自我功能、自我力量和客体关系。总体而言，有两大类技术可以用来达成这些目标——诠释性技术和支持性技术。支持性技术和诠释性干预的比例取决于对来访者的诊断以及任一治疗小节中他/她所处的心智状态。后面的章节将会讨论如何选择恰当的治疗方法以及如何成功地实施诠释性和支持性技术。

---

① 【原注】菲莉丝·施拉夫利（Phyllis Schlafly）是一名美国保守派作家，她反对女权运动、反对堕胎、反对修正平权法案，其政治、社会立场颇受争议。

第五章 诠释技术

精神分析性治疗(Compton，1975；Gray，1994；Blackman，1994；Dorpat，2000)要求你首先能解码人们究竟是如何不让自己体验各种情感的。其次，你需要让病人注意到他们适应不良的防御。换言之，动力性心理治疗和精神分析中，**治疗师说了什么**以及**什么时候说**都属于治疗技术的一部分。分析师经常称他们在治疗中对来访者说的各类不同的话为"干预"。

分析性（"诠释性"）干预

指导以及建立治疗联盟

指导可以在第二个咨询小节，或者你完成初始评估并决定给病人进行治疗后给出。一些刚刚开始心理治疗的人可能不知道在治疗中要做什么。对这样的来访者——尤其是他们接受的是一周一次心理治疗的话——最好是能描述一下咨询过程以帮助他们开始。常用的指导包括告诉他们尽可能地去谈论他们和主诉相关的想法和感受。他们可以讲对生活中从过去到现在任何重要关系的想法和感受。他们也可以讲述能记起的夜间梦和白日梦。很重要的一点是，他们能够讨论对治疗师讲的话以及对治疗的任何积极或消极的反应。其他对治疗有帮助的材料包括对治疗师的幻想以及坐在你办公室里他们可能出现的任何随机想法。

有些人能自主地开始治疗，立刻开始联想并与你关联。通常这样的来访者不需要任何指导。在见面次数频繁的治疗中，例如，(像精神分析中)一周见面三到五次，那么指导可以给的相对少些，因为这样的治疗中阻抗很快就会成为一个议题，而作为目标的自由联想则允许分析师去考察被分析者思维过程以及思维内容的连贯性。

在你和你治疗的人之间建立起联盟的理念囊括了两组概念。关于"框架"的指导以及围绕着如下治疗关系方面的指导通常在第二节需要给出：

工作联盟（Greenson，1965）。接受治疗的人必须

- 来进行你为他们安排好的治疗小节；
- 以你要求的方式支付商量好的费用；
- 讲话；
- 承认他们是因为某些特定问题前来见你，而你的角色是告诉他们一些事以期能帮助他们更好地理解自己。

治疗联盟（Stone，1961；Zetzel，1956）。接受治疗的人必须

- 通过和你的互动发展出彼此的共情；
- 对最初针对阻抗的防御诠释反应良好。

如果上述任意一项被突破，那么就需要在真正去理解来访者病理方面的动力之前，先理解这种突破及其背后的防御性意义。

探索

你询问一些问题，借此发现可以去诠释的防御。例如，你可能会说类似下面的话："你说你妻子离家去了她姐姐那儿。那么，在她离开家之前，你们两人之间发生了什么？"尽管这样的干预忽视了来访者使用的**含糊其辞**和**潜抑**的防御，但你现在寻找的是更加具有危害性的防御，如**敌意攻击**、**邀请惩罚**以及**点煤气灯（心理操控）**。

坎瑟（Kanzer，1953）建议治疗师时不时地询问些以"重建来访者的当前生活"的问题，尤其是当他们处于退行状态时。但另一方面，多帕特（Dorpat，2000）指出，过多的探索有可能会把治疗师变成某种"大检察官"，这样就在潜意识中建立起施受虐的动力——接受治疗的人感到他们必须回答问题以顺从治疗师而别无选择。格雷（Gray，1994）提出，过多的探索会导致绕开了来访者诸如**含糊其辞**、**压制**、**被动**和**缄默**等防御，而这些防御可能在最初的治疗小节中需要被面质、被理解以促进后面的治疗。

探索是一种有用的技术，但要注意避免被来访者激惹得去问太多的问题，而且也务必监测来访者的各种反应——不仅是对你所提问题的反应，而且也包括对被提问这件事本身的反应。"表达—情绪性"或"探索性"心理治疗的传统观点其实是有问题的。

面质

你注意到你的来访者在使用某种潜意识防御，于是让她/他意识到这点。例如，你

可能会对一个略过很多细节的来访者说："似乎今天在谈论你的想法和感受时，你会体验到一些阻塞。"从定义上讲，当你去面质来访者时，你不会试图去解释他们**为什么要**使用这些防御。

澄清

你总结出一个防御模式，例如，下面这个澄清**最小化**防御的例子："所以，你说服自己和丈夫、母亲、老板之间发生的事'没什么大不了的'。"或者，在一名女性来访者描述了她的子女给她带来的 17 个问题以及她如何应对后，你对其**压制**的防御作出评论："所以你很努力地不去生他们的气，并尽可能应对困难。"

有时候澄清可被用来替代提问。类似 70 年代侦探剧《神探科伦坡》(Columbo)里主人公——一名谦卑的侦探(彼得·福克主演)——那样的方式可以相当有效地既获取信息，又不会侵犯病人的自主性。例如，"我不太理解到底发生了什么"或者"这听起来令人十分困惑"邀请人们去进一步解释，如果他们选择这样做的话。

动力性诠释

你给来访者解释他们没有发觉的防御。之后你再尝试让他们觉察所防御的情感。如果你有足够信息，你也可以讨论是什么冲突引发了这些情感。例如，诠释病人使用**反向形成**和**转向自身**的防御来对抗因摧毁性愤怒而生的内疚，你可以评论说："当你对你儿子生气时，你似乎会恨自己；所以你就变得'**过分和蔼**'了，这让你感觉好受些；但是，这个愤怒之后就**转移到你自己身上**了，这让你感到抑郁。"

另一个值得注意的细节是，你可以选择诠释某个特定性心理水平上的精神内部冲突和防御，或者你也可以跨越不同的性心理水平。下面是一些针对**同一水平**的例子：

口欲水平。"你对想让我帮助你这点感到很是窘迫不安。我想这种窘迫不安也许导致你想要**回避咨询**。可能你更想用你自己的某种方式来处理你的问题。"

肛欲(分离—个体化)水平。"当你保持**沉默**时，你也在固执地保护你自己不必去暴露那些令人不好意思的事情；与此同时你希望我不说也能够明白你心里的想法。"

第一生殖器期/潜伏期水平。"似乎你并不想做刺头①，这会让你感到内疚。相反，你似乎又**过犹不及**地太过友好了，但与此同时又恨这样的状态，而当你真的发言、

---

① 【译注】此段中，"刺头"(prick)和"凸显"(stick it out)在英文中都有性含义：prick 俚语中有"阴茎"的意思；而 stick it out 有"暴露出来"之意。

'凸显'自己的时候，你的方式却又**引发他人来惩罚你**（以此缓解你的内疚）。"

在某些情况中，诠释**力比多退行**（或顺行）也许更为恰当。亦即，你诠释**不同性心理水平之间的冲突**：

> 一名 29 岁有强迫观念—强迫行为问题的男性就会因时间和你发生了争执。你展示给他看，他**权力斗争（肛欲水平）**的倾向性让他不用去体验对你依赖**（口欲水平）**而产生的羞耻，与此同时又保护他不用去想自己的早泄问题**（成熟生殖器期水平）**。

移情诠释

你注意到来访者用应付和他们父母关系的防御来应对你。而只有和你，这些防御是完全没必要的。

> 一名男性来访者讲述他的父亲似乎从来不关注他；于是他也忽视自己的父亲。当他和你讲话嘟嘟囔囔听不清楚时，你评论说："当你**讲话不清晰**时，我想你可能在保护自己以避免体验到如果我对你说的不感兴趣你会感受到的恐惧，就好比我成为了你的父亲。如果我让你再重复一下刚才的话，这能缓解你的恐惧，但如果我没这么做，你会确信我就和他一样对你并不在意。"

起源性诠释

你展示给来访者，他们过去的冲突如何被置换到当前的情境中：

> "我认为，你允许你丈夫每天在晚饭时间去探望他母亲两个多小时，是因为你努力不想像你小时候痛恨的你母亲那样去批评和控制。"（**不认同母亲作为防御 vs 内疚**）。
>
> 或者：
>
> "似乎你还在回避女性，可能是因为你仍然在保护自己不受羞辱，就好像你还在上高中，女孩子们会因为你超重而嘲笑你。"

梦的诠释

你解释一个梦境中的象征如何呈现了来访者尚未意识到的特定冲突以及相关防御。要想准确地诠释梦,参考病人就梦中各种象征性元素有关的想法("联想")——包括出现在本治疗小节或者上一节或下一节中的想法——会有所帮助。

> 一名 35 岁的已婚工程师 NN 先生深受早泄之苦。他梦到:"我在一个法庭中,因为什么事情接受审判。有人告诉我说,陪审团的倾向性对我不利。我走出去。之后,我一个人坐着,自己吮吸自己的阴茎,而且我的阴茎有三英尺长①。"

> 他联想到头天晚上他为了看一场橄榄球比赛而回避和妻子及两个孩子吃晚饭,为此他感到有些许内疚。他也想到绝不要依靠任何人。这让我得以诠释他对和妻子的亲近所作的防御性**回避**以及它在梦中的**象征**:他宁愿自己给自己口交,而且他更愿意认为自己是个"男子汉"(有着三英尺长的阴茎)而无法承认他是在回避想要像婴儿般那样依赖妻子而出现的内疚。接着,他回忆起此前曾经在上床睡觉前让她妻子给他热些牛奶。

下面是另一个对梦进行诠释的例子:

> L 女士是一名 29 岁抑制拘谨的女性。她梦到:"有一些男人在追我。我很害怕并且在逃跑。有些性意味在里面。我顺着一条有些类似我长大时住的那条街跑,然后跑进了史密斯女士家把门锁上。接着我就醒了。"L 女士就追她的男人联想到那些"脑子里通常只装着一件事"的"普遍意义上的男性"。而史密斯女士家"总是舒适宜人、乐于接待客人"。

> L 女士也想到梦中追逐她的男人中有一个长得很像查克,他是她在高中时期喜欢的一个"很帅的男生";但是她从来没有将自己对他的兴趣告诉过他。我对 L 女士诠释说,这个梦似乎指出,她为保护自己而**躲藏**在女性同伴之中,因为她认为女伴们是安全的。她恐惧的一部分似乎来源于她将自己的性愿望**投射**到男性身上("很帅"的查克),而她视这些性愿望为危险之物;因

---

① 【译注】三英尺约等于 91.44 厘米。

此，她既躲避男性的性兴趣，也躲避自己的。L 女士回应说："是的。我不想让查克知道我的感受，否则我会感到很羞辱。"

阻抗诠释

一名 35 岁男性第一次来咨询时迟到了 25 分钟，他说他把之前记录我办公室地址的纸条弄丢了。我回应道："所以你今天差点可以不用来见我了。"他笑起来，想到他非常讨厌之前的治疗师，并提出他可能也预期会讨厌我。

在本章"发现防御"的部分还会再次提到阻抗诠释。简而言之，你可能经常会需要去尝试展示给来访者看到他们的迟到、不来治疗、谈话困难、忘记付费或者含糊其辞，也许象征地表达了对于坚持治疗的某种勉强感受，而这部分他们可能并没有太觉察到。

链接性诠释

你将来访者在一个小节中谈论的不同内容用言语链接起来，这是因为你认为它们之间彼此存在着某种联系。

> 譬如，你怀疑**被动、变被动为主动**以及**受虐性挑衅**是正在运作的防御，于是你说："今天小节开始时，你抱怨你丈夫对你颐指气使，就好似你是他的随从一样。现在你问我要去说什么。也许你也隐约感到你必须听从我的命令？"

重建

这种较少使用的分析性技术指的是推测来访者早年生活中有可能发生了什么导致他们有现在的困难。这一技术在来访者无法回忆起近期或多年前发生了什么的情况下有些帮助。

重建必定是至少有些不准确的。因为这个原因，如果过分关注重建来访者在儿童时期被性虐待的既往史而来访者对此又没有记忆，那么重建就是有风险的。过度狂热的重建可能让一个来访者发展出"虚假记忆综合征"（Blum, 1996）以讨好治疗师（这实为**点煤气灯/心理操控**的一种形式，此时治疗师让来访者相信他们有某种特定的障碍）。

换言之，如果治疗师试图在来访者没有现实回忆的基础上重建其童年被性虐待的历史,那么病人可能会**内摄**治疗师的信念,并以此来防御因不同意治疗师而产生的焦虑或内疚。来访者也可能会使用**被动**(顺着治疗师的暗示讲)、**反向形成**(表现得太过友好,但其实感到反叛和愤怒)以及**去分化**(放弃自己身份同一性的某些方面以变得更像治疗师,以此来防御分离焦虑)。相同的防御也是一些人被"精神导师"和狂热崇拜组织操控的原因。只有在来访者对被性虐待有清楚回忆前提下去处理这方面的影响才是更为安全的。

但另一方面,对其他情境作出的审慎重建则可能激发出与持续存在的冲突和防御操作相关的有用记忆,这进一步可以引向治疗性洞察。

> 一名 40 岁男性 CX 先生会在工作上言语攻击他的上司,这导致他们排挤他、限制他晋升来报复。我做了一个链接性诠释,指出这种自毁行为和他此前报告的父亲惩罚他的记忆之间的关系——在他整个上学期间,他父亲经常用皮带鞭打他。CX 先生首先抗拒使用"鞭打"这个词,更愿意说"打"或"打屁股"。而且尽管他清楚地记得自己被鞭打过很多次,但他却回忆不起自己对此有任何情感反应。
>
> 我就此作了重建:他可能因为父亲的殴打感到愤怒,但是却**压制**了这些愤怒,变得坚韧起来。同时,他似乎将他的愤怒**置换**到他现在的上司们身上,这些人**象征化**地代表了父亲形象;他启动了对他们的**移情**——他批评他们然后又再次被惩罚。CX 先生听后回忆起他父亲在他刚成年时对他的"操纵",他记得当时对父亲非常生气但还是去讨好父亲。我们也得以看到,他也**认同了攻击者**,去"鞭打"他的上司,就像当年他父亲鞭打他那样(这是另一个防御对父亲愤怒的机制)。

发现防御

从根本上讲,有两大类判断是否有防御运作的方法——**演绎法**和**归纳法**。

演绎性技术

你可以从一些特定的客观观察中推断出防御活动。如表 5.1 所示,当一些人**中断**信息流动、突然**转换**话题内容、**缺席**治疗、**抱怨**可能和你有关的事情(Langs,

1973)、过于**象征化**地讲话(如"生活就像一盒巧克力……"①)或者谈论事情的方式让你**"想问问题"**②,那么这个人就有可能在使用防御。表 5.1 展示出各种防御活动是如何保护一个人不去体验因愿望(各种驱力愿望)、内疚(超我部分)、现实和关系之间的精神内部冲突而引发的各种情感。

表 5‐1　发现防御的演绎性方法

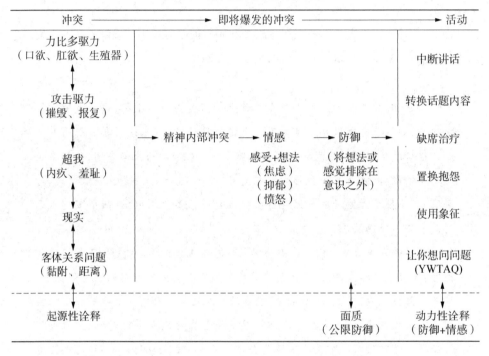

格雷(Gray, 1994)强调,一个人谈话进程流动性的中断显示出在此人讲话时是可以去温和地面质其防御的。此外,中断的时间通常发生在一个人几乎马上就要意识到强烈的感受和渴望时。

很多人在治疗初始表现出明显的阻抗。还有一些来访者则想要提前退出治疗。无论哪种情况,你可能都会需要去就来访者形成阻抗的这些防御作出干预。接下来的各种场景展示出一些典型的阻抗主题以及你想要传达给来访者的**某种回应信息**(当然不一定是精准的复述)。

———————————

① 【译注】此为电影《阿甘正传》(Forest Gump, 1994)中主人公阿甘经常重复母亲的一句口头禅。
② 【译注】此处原文是 You Want To Ask a Question (YWTAQ)。

具象化和理智化

来访者：谈论就"化学物质不平衡"使用药物的各种理论——以此不去展露痛苦、不堪的情绪或经历。例如，"我读到一篇文章说，所有的抑郁都是因为大脑化学物质不平衡导致的。还有些人说是因为缺乏维生素 E"。

回应："我想可能你会认为和我谈论这些理论会比去想你(在重要关系/工作中)体验到什么冲突来得更舒服些。"

正常化和泛化

来访者：断言存在的问题稀松平常，没那么不同寻常，也会说"难道大家不都这样吗？"例如，"难道不是所有当丈夫的都会这样感觉吗？"

回应："我在想，可能你并不想认为自己有什么严重问题；来咨询我也许对你来讲是蛮不好意思的事。"

合理化和最小化，有时导致悲观主义

来访者："这没什么大不了的。我都习惯被虐了。我丈夫童年过得不幸，他控制不了。我也没有什么能做的。"

回应："一方面，你听起来似乎是你丈夫的辩护律师，为他作许多辩解；另一方面，你似乎也像一个小孩子那样选择认为你是完全无助的。无论怎样，似乎你谈论婚姻困难的方式已经让我无论说什么对你都没有太大意义了——显然你已经认为我要试图说服你做一些你不会同意的事。"

投射和外化

来访者："你可能会认为我是个傻子……"

回应："我认为这是你的良心在说话：你一定对自己多有批评，所以现在你预期我也会像你的良心那样严苛且评判。"

缄默和被动，有时导致顺从

来访者："我没有什么可谈的[停顿]。你想要我跟你说什么？"

回应："我们不妨来思考一下你怎么一下就把自己放置在取悦我的位置上。"

社会化和幽默

来访者："我实在太喜欢你的办公室了。我的设计师一定会忌妒的要命！"

回应："谢谢，你也有很好的品味。我想你也许会希望我能提供给你的其他东西也能展现出同等的胜任力，但可能你并不确信。"

归纳性技术

除了使用前述这些客观的判断依据来推断是否有潜意识防御外，你自身的四种可能反应也可以提示你，来访者正在使用某些病理性的防御。但最好不要和来访者分享你的这些情感反应，而是去反思你的反应以概念化病人可能使用了什么防御。显然，使用归纳推理要求客观情况能证实你的理论，例如，可以"试探性地提出"一个防御诠释，观察来访者是否同意。

使用归纳推理判断防御是否存在有一个四要点准则——什么（What）、共情断裂（Empathy break）、瞎说（Bull）和应该（Shoulds）——可以使用 WEBS 这个记忆法记住它们。

"什么?!"反应。当你想对你的来访者说诸如"什么?! 你那么做到底咋想的?"时。

> 一名治疗师呈报了她的一个治疗案例：案主 I 女士，26 岁抑郁的离婚女性。I 女士的一个前男友醉醺醺地给她打电话，之后 I 女士就允许他来自己这儿。到了她公寓后，I 女士开始说教前男友喝酒的问题。于是前男友一边走出大门，一边威胁要躯体伤害她。治疗师实际上对此回应 I 女士说："我非常不解! 你为什么要那么做?"I 女士回答说她也不知道，但这都没关系啦，没什么大不了的，而且一切不都没事吗。

> 在督导中，我向治疗师指出，在面对喝醉酒的前男友时，I 女士似乎使用了**反向形成**（对于她痛恶的前男友表现得过于友好）、**邀请惩罚**（邀请前男友过来后对他进行说教，导致他威胁自己以此缓解了因为想杀死他而生的内疚）、**最小化**（前男友的危险性被视为"没什么大不了"）以及**投射性认同**（引发治疗师的愤怒、批评和困惑）——所有上述这些防御共同刺激了治疗师出现"什么?!"反应。

> 技术层面，我建议治疗师对自己的"什么?!"反应做一些内部思考以概念化 I 女士的防御，然后再去诠释这些防御和冲突。让 I 女士自己去解释自己的潜意识情感和防御只会让她变得不自在起来，进而促使她使用**最小化**防御。

共情不同频。指的是当来访者在你办公室里表达某种特定的情感或态度时，你却发觉你没法感受到。你表现出的冷酷无情可能提示你的某种反移情干扰①。但导致你共情调频阻碍的另一种可能性是病人在使用某种防御。

　　一名 35 岁已婚女性 H 女士在治疗中眼泪汪汪。她抱怨在她向自己交往了五年的婚外恋男友提议减少性活动后，这个男人就拒绝见她了。此外，她又对丈夫坦白了这段婚外恋，丈夫听后对她严厉斥责，之后好几个小时不和她讲话。

　　H 女士一边哭泣、一边抱怨说感到成为了这两个男人的受害者，而我则略感躁恼和评判。由于我注意到我并没有体验到 H 女士所说的悲伤，因此我怀疑她可能是在使用防御。我使用我个人的反应——批评态度——建构出她有可能是在使用**邀请惩罚**这个防御。

　　于是我向她指出，在这两件事当中，似乎都是她一开始去折磨对方，然后导致最后自己被对方惩罚。她突然大笑起来回应说："你的意思是我制造着整个这场破戏?!"之后她联想到自己在 19 岁时和第一个严肃交往的男友在恋爱过程中不慎怀孕，然后被他抛弃所折磨的事。她怨恨地讲到当时在流产过程中，他不仅不出现，而且一点忙也不帮。之后她意识到，她对于把这股怨气"发泄在其他男人身上"（**置换**）并以此来掌控自身（**向攻击者认同**）是感到内疚的。

　　瞎说。一个人在治疗中自由联想一些要么似乎是毫无意义的事情，要么就是之前已经详尽分析过的事情。你可以评论说："今天你花了很多时间告诉我你上周末旅游中的交通情况；我感觉你想告诉我些什么，但似乎你在回避去触碰其他更令人不悦的事情。"

　　一个接受我治疗的男性上网研究了他的精神病理状况。一次治疗小节的一开始，他告诉我说他可能患有季节性情感障碍，因为他觉得他到了秋天就会悲伤。我尝试着指出他这种**理智化**是在防御着对出轨妻子而产生的内疚，他听后承认说："我其实就是胡乱说一下。我以为这能让你有所反应！"

① 【译注】请注意在本书中，"反移情"这个概念指因治疗师自身问题而出现的对理解病人方面的干扰。参见第四章。

雷尼克(Renik，1978)曾指出，过分关注那些"不具威胁性……的材料怂恿并强化了将注意力从令人不安的……想法中退缩"的防御性操作。

应该。来访者告诉你他们所处的糟糕情境。他们向你解释情况的时候使用了**情感隔离**，也许还会带有些许**哀怨**。你萌生了一种想要告诉他们**该如何做**的欲望。此时要去诠释他们的防御，尤其是其**被动**。

在电影《老大靠边闪》(Analyze This，Ramis，1998)中，比利·克里斯托(Billy Crystal)饰演一名心理治疗师。在开始的一幕中，他正在给一个被动、悲戚、怨声连连的女人治疗。他想象着自己从椅子上跳起来，朝着她大喊"你怎么就不能停止抱怨然后找到自己的生活?! 你怎么就**不做**些什么?!"这样的话。然而，他在治疗小节中唯一做的就是叹了口气，然后告诉她下周再见。

事实上，克里斯托的想象性回应指示出他对这名女性产生了一种共情性反应。但他没有进行必要的第二步：使用他的"应该"反应(关于他病人应该做什么)去概念化病人**被动**和**情感隔离**的防御。如果换成一个经验丰富、技术娴熟的治疗师，这种内部反应会提示到他，此时病人本应有和他一样的反应，但是却防御了这些对于采取有效行动以解决自身问题必要的情绪。恰当的干预应是去面质病人的**被动**、**淡漠**和**情感隔离**。

诠释的顺序

防御丛以及试图回避的情绪通常应以下面的顺序——指出：

1. 威胁到生命安全的防御

可能会威胁到一个人生命安全的防御包括**将愤怒转向自身**、**抑制判断功能**或**抑制自我保护功能**、对于危险现实的严重**否认**和**合理化**以及**受虐性地邀请**严厉惩罚。

一名 32 岁的会计 B 先生因为威胁自杀，被他已经疏离的妻子的治疗师介绍到我这里来。他坚信妻子执意在婚姻持续 11 年后要求离婚是"误入歧途"。他们有两个孩子，他感觉他们可以让她回心转意，但是他对现状感到挫败。几个月前,当妻子坚持要求他搬出去的时候,他也并没有对她表达愤怒。

让情况更为复杂的是他感知到妻子对他还是和善的。她从未绝对否认两人复合的可能性。B 先生告诉我说,他还经常去他们之前的家里帮忙照顾他们的孩子。他继续支付房子的按揭以及他现在公寓的房租,这让他时常抱怨这种安排所要承担的开销。

事实上,他在第一次会谈中就告诉我,他在最近一次看孩子之后就想自杀了。他周末待在他们以前的家里,而他妻子跑去见一个外城的男友,妻子称和这个男友只是柏拉图式的关系。

当妻子周日晚上回来后,她不顾 B 先生意愿,让他回自己公寓。他说他以为妻子允许他在他们旧家里照看孩子是说明她想让他对婚姻还抱有希望;周日晚上晚些时候,妻子似乎是拔了电话线阻止他打电话过去继续说服她"不要再错下去",之后他就想自杀了。

我对他诠释说,他似乎不让自己认识到一个其实相当明显的现实:那就是他妻子已经不想和他复合,但却还把他当作免费保姆使用。我感到他使用**否认**(言语否认和幻想否认)去抵御因婚姻解体而产生的强烈哀伤以及他对她的愤怒。

B 先生对诠释的反应是他开始哭泣,他脱口而出说:"她为什么要这么做? 她为什么不能长大,做该做的事?!"认识到他确实对她很愤怒后,他马上为她寻找借口,说她最近"工作压力特别大"之类的。

在之后的治疗小节中,我进一步诠释了他反复使用的**否认**、**合理化**、**转向自身**和**重构现实**等防御。随着他慢慢理解这些防御,他的急性自杀计划也消退了,尽管他仍然十分不快乐。他接受治疗几个月,期间没有尝试自杀或出现需要住院的情况。

当他的雇主变更了保险公司后,B 先生就没法继续支付治疗费用来见我了,之后他换了其他的治疗师。六年后,另一名治疗师来找我想获得关于病人的一些信息;我得知他在之后的时间中也没有尝试过自杀。

另一个威胁到生命安全的防御的案例由一名接受动力性精神病学训练的第四年精神科住院医生 H 医生报告:

他被叫去见 CC 先生，一名 27 岁单身男性，后者到急诊的时候有自杀意念。当首次听到病人既往史后，H 医生怀疑 CC 先生大概是个重度抑郁的医院"常客"。但是没让 H 医生想到的是，动力性方法竟然更有治疗效果。

在 CC 先生女朋友凌晨 4 点醉醺醺地回到他们公寓并向他承认她和其他男人发生性关系后，CC 先生就出现了自杀意念。他想要表现得"通情达理"，因为一年前，他也和其他女人出轨背叛了他女朋友。他感到他现在"没有权利"愤怒——这提醒值班的住院医生 CC 先生感到内疚。该住院医生就诠释说，CC 先生似乎"过于通情达理"（**反向形成**），大概是为了缓解内疚，但与此同时他也**将谋杀怒火转向了自身**。

听后，CC 先生哭起来，并描述他对女友的强烈愤怒，但声称他觉得是他导致了这些问题。他承认一年前，当女友责备他出轨时，他曾挑战女友说如果能让她排解愤怒，她完全可以"以牙还牙"。住院医生在此识别出了**受虐性挑衅**，于是诠释说 CC 先生**邀请他人惩罚**以进一步缓解内疚。CC 先生之后又想起持续一生的内疚，因为他在青少年时期曾和一个姐姐进行过性游戏。

随着他开始逐步理解自己的内疚，他不再想要自杀。相反，他要求出院后继续接受这位住院医生的治疗，而这个愿望第二天就实现了。

2. 干扰收集重要信息的防御

这些防御可能包括**投射**敌意（导致不信任治疗师）、**压制**、**缄默**、**含糊其辞**、**贬低**、**置换**和**负移情**。

在一次和住院医生的课堂教学过程中（Blackman, 1997），一名 22 岁已婚女护理员 BB 女士主诉记忆丧失，这一症状出现和她所在病房地西泮（安定类药物）丢失、她被怀疑偷窃相关。她讲述说她可以工作一整天后记不起当天发生的任何事。在回答我的询问时，她否认使用酒精或药物。

她抱怨"我的那些问题。它们不仅是问题；它们让我不开心。我怀疑我是否还好。有时候我觉得我还行"。她提供了很少的信息。

由于我们此次研讨课已经谈过"阻抗"了，M 医生（其中一名住院医生）准备好尝试一下分析性技术。在我的要求下，他要去面质她**压制**和**含糊其辞**的防御，而非进一步探索细节。BB 女士以（防御性的）笑来回应，她说要说的太多了,但不知从何开始。她似乎有些窘迫,尽管她也并没有说不;M 医生诠释说 BB 女士的窘迫是她防御的一个动机。

女士同意,然后承认说至少有一次在她回家后,发现自己口袋里装着一瓶地西泮;她完全不知道这是怎么发生的。她主动将当前的"失忆"和青少年后期一次商店里的顺手牵羊联系起来,她声称那次偷窃事件她也记不起来了。她平淡地描述自己是"两个不同的人"。

注意到没有一个住院医生对此表示质疑,我暂停了面谈来讨论鉴别诊断。基于我司法鉴证精神病学的经验,我怀疑 BB 女士在**说谎**,因为(1)她最近刚从事了犯罪行为(偷窃地西泮),(2)她讲自己的事时吞吞吐吐,(3)她有犯罪活动既往史(至少青少年时期发生过一次),而当时在宣称失忆后似乎就被赦免了。

尽管我意识到想要圆通地讨论鉴别诊断可能十分困难——包括(癔症性)失忆、精神病性**退行**(伴记忆功能瓦解)以及**搪塞**(以避免罪行被公诉)——但我还是判断,如果能以某种方式获得正确诊断,那么对这些住院医生们是最有帮助的,假如我能既做到这点又不侮辱病人的话。

首先,我让这些住院医生们讨论他们的案例概念化。他们似乎都关注在**潜抑**上,认为这是导致所谓失忆状态的唯一原因。我不动声色地指出,鉴别诊断还包括**整合功能的自我退行**以及**搪塞**(由于病史暗示出超我病理)。我解释说,癔症性失忆通常需要有一个高度批判的超我,在自主性自我功能相对完整的前提下,这一超我和性及/或攻击性驱力的衍生物发生冲突。

在我的要求下,M 医生面质了 BB 女士的回避,他说他能看到她似乎在谈论困扰她的问题时有困难。BB 女士说,这非常令人难为情,因为"大家会觉得我疯了"。她说的时候带着一点笑,以至于说"疯"这个词的时候略显**戏剧化**(表演性防御)。我内心琢磨她是否在将迫近的自我瓦解感**投射**到其他人身上。

为了促进更多材料的收集,我建议 M 医生和病人澄清她的**含糊其辞**看似是自动化的。M 医生做的略有过头,对她说:"我注意到你并不是故意不告诉我们你的事情,你也不是在对我们说谎,但是有些你认为你没告诉我们的事情其实可以帮助我们作出诊断。"(病人离开后,我们探讨了 M 医生的回应从某种程度上在给病人施压,而且也在她其实有可能说谎的情况下给她借口开脱。不过，M 医生的保证尽管不准确，但结果还是不错的）。①

BB 女士回应说："其实不是我，而是发生在我身上的事。"在我柔和的询问下，她承认这些发生在她身上的事包括家具、用品和杯子碟子等"在房间里乱飞"。她为这些感知辩解，坚称之所以发生这些"并没有合理原因"，而且她不是在"想象这一切"，也没有"喝醉或睡着"。此外，她还会"看到有人"和她讲话，尽管她很难听清他们到底在说什么。我和她确认这些体验并非来自于她内在的冲突。她觉得这些感觉都是"真的"，而不是她想出来的。对她具象化和空想性思维的澄清让我们在场所有人都有了判断出她有精神病性问题的证据。

为了给诊断提供进一步依据，我亲自和她探讨她是否有思维中断的情况。她承认说她在和人讲话时，经常要问对方她刚才在说什么，因为她没法跟上她自己的思维。

有了这些指向精神病的材料，我提示在场的住院医生我会向他们演示一些不同的技术。我对病人情况的概念化是她在**理智化**和**合理化**自己的症状，并且比她自己愿意承认的还更加退行（出于羞耻）。她似乎防御性地在"失忆"问题上**欺骗**我们，而我认为失忆可能是整合功能出现退行的时期。于是，我就 BB 女士表面上的**搪塞**问题说，我并不认为她完全忘记了整天的活动。我也暗示她说（一种支持性技术），如果她特别努力地去回想，可能她还是记得忘记日子里的一些事的。

她回答说她不记得任何事了。我就辩论说（一种支持性技术），在我的经验中，人们不会百分之百地忘记事情。我推测她可能在那些日子里思维出现很大困难以至于很难回忆起自己确切的想法。我猜想她可能还记得混乱、疯狂的感受。她回答说她脑子里总是在"燃烧着"，"有太多想法了"。她常常

---

① 【原注】接受评估或治疗的人对于不准确或不正确的诠释有积极回应包括提供更多有价值的材料或者获得洞察其实并不罕见。如果人们感觉治疗师本意良好，他们通常会参与到我认为的"帮助治疗师"的互动过程中。这里除了有当治疗师好孩子的**移情**意义外（治疗师在潜意识中代表了一个家长），也可能是有做治疗师好家长的**移情**意义（此时治疗师代表了一个有需求的孩子）。

例如，有些人会这样回应一个针对某种情感但却时机不佳的面质，如"你看起来生气了"，有的人就会自行补充参与其中的冲突和有问题的防御，例如，打趣地说："是的，而且我感觉特别内疚以至于我都不想谈它！"但是，通常更稳妥的方法是先去看防御的运作，让人们的观察自我转向这些防御，例如，可以说："你今天似乎有点谨慎。"否则的话，他们对于针对愤怒的面质很容易就会变成："不，我才没生气呢。也许你自己有问题吧。你干嘛希望我生气?！"

两、三天接连不睡觉。她主动说,她会"服用苯海拉明让自己睡会儿"。

我故意说得严重些引导(一种支持性技术以减少对方超我反应)并询问她:"你每次是吃 10 到 15 粒吗?"本来我预期她就会承认说她每次只吃几粒。然而她让我们所有人大吃一惊。她紧张地笑着说不是,她其实每次吃 25 到 30 粒苯海拉明胶囊(每粒 25 毫克),否则她"根本睡不着"。在场的医生们和我都同意她更需要抗精神病药物。她也同意了。

病人离开后,我向全班讲述了我对 BB 女士个案的概念化,即她可能是在整合功能缺陷、现实检验崩溃、无法涵容初级过程的抓狂绝望状态中偷窃了地西泮。一旦被抓住,她可能恐惧她会因此受到惩罚,于是就说谎了。A 医生之后说,尽管有怀疑 BB 女士偷盗地西泮,但由于她的"失忆",所以并没有正式指控她。

进一步的讨论围绕她失忆这个主诉问题,这个问题最初并没有人质疑。情况似乎是,由于她对自己精神病性思维和症状感到难堪,所以她就一直有意识地**压制**这些信息,并通过暗示她有多重人格障碍来**理智化**。如果她**情感隔离**、**有意隐瞒**、**搪塞**和**理智化**的防御没有被处理,那么很可能就导致这个精神病病人被错误地诊断为多重人格障碍(Gardner, 1994)。

现在,我们就可以避免尝试使用动力性干预方法来缓解她的症状。她缺乏这种治疗方法所要求的自我功能(整合和抽象功能),相反,她需要服用药物,接受支持性治疗技术的干预。

3. 导致阻抗治疗的防御

下面这些防御可能导致阻抗:

● 当来访者忘记上一节治疗中所有内容或者下一次治疗迟到 15 分钟的情况中,**潜抑**和**回避**是显著的防御。

● **压制**重要的材料如自杀意念(内容与情境)以及包括幻想在内的性冲突细节。

● **移情阻抗**和**投射**可能会导致不信任及贬低、向抛弃者的认同以及超我外化(通常表现为恐惧惩罚或害怕治疗师的不认可)。

在这个案例中,来访者 F 先生将对前任治疗师的负移情置换到当前情境而导致阻抗。F 先生 52 岁,主诉是"抑郁"。他要求我给他开"百忧解或同类的药。"我解释说："这样你就可以自行去缓解不愉快的感受，而不必告诉我你的婚姻问题了。"F 先生回答说："我之前接受过谈话治疗。那个治疗师坐在那里只是听。也许是我的问题吧，反正没什么用。"我回答："也许你预期我也会让你感到挫败，所以你宁可自己解决，自行服药，而不必非要信任我。"F 先生说："这我倒是没想到。也许吧。我可不想浪费金钱在这些无用的安抚上面！"

4. 促成来访者整体病理情况的防御

这类防御包括**言语抑制、向攻击者认同、被动、潜抑、反向形成、回避**(情境)以及**象征化**和**凝缩**。

神经症中的防御

一名 43 岁、两次离婚的女性 D 女士在图书馆员工作被辞退后，因中度广场恐惧和抑郁来找我咨询治疗。表面上，她被辞退是因为裁员；然而，她感觉是一个"更年轻的女人"一直以来和她竞争，此人伙同图书馆长（男性）侵占了她的职位。D 女士现在拿着失业保险金；她想要回去工作，但每次一离开家，她就经常出现严重的惊恐发作。

治疗几个月后的一次小节中，她承认她不太想来见我。我评论说可能是她想**回避**谈论对我或对治疗的负面感受（阻抗诠释），她听后问："你上次为什么关注性？"我澄清说在前一节中是她提起她感到孤独，但不想"站在街角"的。当时我将她的笑话和回避性联系起来，这点也是她之前就告诉我她有冲突的地方。但现在似乎她想将提到性问题的责任推到我身上（**投射和投射性指责**）。

她同意我对她有偏差记忆的面质，并补充说："比起去谈这些，指责你来得更容易些！"然后她就笑起来，并询问是否可以给她来杯咖啡。我诠释说，可能喝着咖啡小叙会比性问题让她更自在和安全（作为防御的**力比多退行**）。她又大笑着回答："做爱之后通常会喝咖啡和抽烟！"我们再次讨论说，也许将这最后一个笑话怪罪在我身上也会更便利些。

之后，D女士打电话取消了她下一次咨询并称自己头痛欲裂。她再来的时候，已经回忆不起来三天头痛之前那一节中的任何事了。我首先诠释说，我认为忘记（**潜抑**）和头痛有关。她让我提醒她，她都忘了什么。我提到对于回避谈论性方面问题的讨论、她想要咖啡并就此开玩笑以及想将此责怪到我身上。她听后说："哦，我现在记起来了。那真是太糟糕了——我不应该那么开玩笑的！"我之后诠释说，她似乎高度自我批判，也许头痛就是在惩罚她**并且**让她不能来治疗，不能去想和性有关的事。

她表示同意，坦白说有件事她"从来没告诉过任何人"：她还有过第三次婚姻，丈夫是另一个种族的男人，但之后她提出分手，尽管这个男人非常忠诚于她。她寻思她之所以折磨这个男人也许是因为她对她第一任老公的怒气还没有表达完，她曾抱怨第一任老公在情感上让她吃足了苦头。我把这些和最近她可能对她前任男老板的反应作了联结。她听后暴怒："他就需要赶紧做手术而且你知道是什么部位！那个狗娘养的杂种！"

通过探索她对治疗的阻抗，我们得以慢慢将她的广场恐怖、抑郁、躯体转换症状与她对前任老板、前夫以及最终父亲的内心冲突作了联系——这些人都导致她回避工作场合，因为在那里她会重新体验到内疚、愤怒和诱惑。

边缘性人格组织中的防御

如果前来咨询我的人展现出在 Warm-ETHICS 方面的问题（见第四章）以及自我力量方面的虚弱（冲动控制、情感容受、涵容初级过程），那么有一个准则也许有所帮助。那就是，先诠释导致**疏远**的防御，而暂缓诠释和干预与愿望和内疚两者冲突相关的防御。

一名37岁已婚男性由于自己的沾花惹草而感到苦恼。他抱怨说他无法自拔，因为他的情人会和他进行某种特定的令人刺激的活动；而他的妻子则拒绝配合他的幻想，并要求他在性爱之前有前戏，而这又是他不喜欢的。

你的第一个干预也许应是针对他如何通过找到一个情人而制造出和妻子的**人际**

距离。他同时也**回避**和情人的情感亲密，只是和她进行幻想活动。换言之，先要澄清他是如何操控和他人的情感距离，然后再去处理他冲突的其他方面（关于这类病理问题更多的探讨，见 Marcus，1971）。

之所以以这样的次序进行干预是因为**分离/疏远**活动防御的是因不信任而生的焦虑。如果和不信任相关的冲突没有首先澄清，如果这个男人并没有理解自己暴露在亲密情感接触下时逃跑的倾向性，那么等你和他开始讨论他行为的其他动力性象征意义时，他就会焦虑于对你的信任，并且很可能在你能真正帮助他之前就退出治疗。

咨询和短程治疗中出现的防御

在短程治疗、长程治疗（如精神分析）甚至某些咨询①中，就防御进行工作是十分重要的（Blackman，1994）。很多人认为，面质和诠释潜意识防御只在长程心理治疗（一周一次频率持续超过一年）或精神分析（一周三到五次持续超过一年）中有用，这其实是一个错误的观念。有时候在短暂的咨询中，一个动力性诠释也可能颇有裨益甚至具有治疗效果。

琼斯夫人是一名 30 岁已婚女性，她被带到一个住院医生的课堂上（六名住院医生在场）进行演示咨询。邀请她来的是 F 医生和 G 医生，他们因为在诊断和治疗上有所顾虑所以才请她过来。由于琼斯夫人的抑郁问题十分棘手，他们考虑是否要给她进行电击治疗（ECT）。此前，她对抗抑郁药物缺乏反应，而她参加 F 医生和 G 医生带领的"洞察团体"四个月似乎也没有作用。

我对琼斯夫人说，我能理解她对于现在的治疗没有太多帮助一定不太开心，她听后笑了，同意我说的（此处我作了一个共情性、澄清式的评论——这是一种支持性技术，旨在建立起联盟）。我之后请她讲述她的问题（这是指导——动力性技术）。

她接下来告诉我，当她还是个孩子时，就已经抑郁了，而且她和她母亲的关系也有问题。她就此谈了几分钟后，我面质了（诠释性技术）她**时间退行**的防御——我说，我能理解，确实有很多过去发生的事情可能促成了她现在的

---

① 【译注】此处"咨询"（consultation）指的是病人前来询问情况、进行评估等，尚未进入真正的治疗关系中。

不快乐,但是我以为她已经准备好去谈最近四个月发生的事情。

她对这个面质略显惊讶,然后说她想不起最近有什么特别的事情要说的;不存在什么"扳机"事件。她接着重新回到她之前的理论,即她的问题从她四岁起就开始,那年她父母分居(我感到她仍然在使用**时间退行**这个防御,现在还辅以**理智化、回避**以及某种敌意—叛逆性质的**移情**)。但我还没有足够材料。于是我使用一种不同的技术——探索——以获取更多信息。

我问她是否还在工作,她回答说不在了;四个月前(!)她停了工作。之前,她是一名前台助理,尽管她有斯坦福大学的数学本科学位。我澄清说(诠释技术),听起来她好像并没有真正找到她自己(自体意象紊乱导致身份同一性弥散),她听后立刻同意,并说这是她的一个主要问题。她不知道自己想做什么,也不知道喜欢做什么样的工作。我问她,她想象自己可能会喜欢什么(更多的探索)。她回答说,当她还是孩子起,她就很想做美发师;接着她笑起来,说她母亲对她这个愿望惊骇不已。而当她告诉姨妈她想做空乘时,她姨妈很生气地告诉她说她应该当一名物理学家! 琼斯夫人主动说:"我唯一想做的就是结婚,有自己的家……"我们同意,这是她身份同一性方面一个未解决的问题。

我接着让她注意到我们是如何偏离四个月前她前来接受治疗时发生的事情的。(我面质了她的**逃避、理智化、时间退行**等防御)尤其是我注意到她还没有提及她的婚姻。之后,她承认说对于她的婚姻问题,她感到谈论起来稍微有些尴尬(这是被防御着的情感)。

她解释说,她在大学期间就结识了现在的丈夫,当时他正在上法学院。当她面无表情地谈到她一直没办法怀孕时,我指出她似乎只是在就事论事地讲述,所以我猜想她其实比她实际能体验到的有更强的挫败感(此为就**情感隔离**所作的动力性诠释)。她承认对于怀孕的事确实有挫败感,但接着又宣称——使用了**理智化和合理化**——她其实也并不确定自己"真那么想"要孩子。

她接着吐露说,其实她已经怀上了,但直到四个月前才发现。在去了好几次医院以解决胃肠道疼痛后,她终于去看了一名资深妇产科医生,该医生确诊是宫外孕。我试图去探索为了治疗宫外孕都做了些什么,但她回避了问题,只是感叹最终找到对的医生是多么不容易。她接着开始关注诊断过程的变幻莫测，再次表现得如同一个十分理智的人，似乎已经"克服了"那次逆境一般。

于是我诠释说，她如此关注诊断过程中的细枝末节也许是想要保护自己不去体验失去孩子的哀伤。她听后哭了，说她一直都没让自己去感受丧失（相反，似乎她**合理化**地认为她对于生孩子有着矛盾态度：她此前一直都盼望有自己的家庭但现在又不确定了）。她似乎也把责备投射到其他医生身上，因为他们没有诊断出真正的问题。

琼斯夫人接着又主动说，在遇到她丈夫之前的一段关系中，她曾经"故作意外"地让自己怀了孕（出现新信息以及情感释放这两点意味着前面的诠释是正确的）。但她立刻做了人流，当时这让她感到"松了一口气"。她并没有将她现在的抑郁感受和那段混乱过往挂上钩（我推测她使用了**分隔处理**这一防御来管理她就这些情况产生的强烈内心冲突）。她述说她"从来没有告诉"任何人之前这次流产——意思是之前所有治疗师。

作为修正，她又补充说，其实她最近将那次人流的事情告诉了丈夫，丈夫并没有生气，也没有像她害怕的那样就要"抛弃"她了。

她又补充了一些相关信息，解释说怀孕这件事一直就是她家族中的一个"议题"。她母亲曾告诉她，她怀上琼斯夫人的时候，其实自己并不想怀孕。

心智状态评估完成时可以判断出，琼斯夫人是一个口齿清晰、穿着朴素的女性，她没有表现出任何指向精神病的自主性自我功能紊乱（见第四章）。也没有证据显示她在使用有情感亲密问题的自恋性病人或边缘性病人常用的典型疏远防御。然而，她过于和善（**反向形成**），压制了哀伤，并且似乎受着尚不明晰的冲突的影响，这些冲突包含了对性和攻击性渴求的内疚。

鉴于她在此次咨询小节中对防御诠释——包括**回避哀伤**、**情感隔离**、**时间退行和理智化**——反应良好，我问她是否愿意接受 F 医生高频的个人心理治疗，而不进行电击治疗和团体治疗。她同意，并说这是她几个月来第一次感到有希望。

琼斯夫人离开教室后，在场住院医生都表达了对她复杂生活的惊诧。他们之前并不知道她曾经有过一次流产，还有过宫外孕。他们也没有意识到琼斯夫人对于工作和主妇角色体验到的内心冲突和矛盾。

另一个案例更具有戏剧色彩,因为在首次评估访谈结束后,病人的主诉症状就得到了缓解。

我受一名产科医生之邀前来给 F 女士咨询。F 女士是一名 26 岁的已婚女性,目前处于妊娠晚期,在产科病房住院。她有妊娠剧吐(与怀孕相关的严重呕吐情况),并且对止吐药物反应不佳。

在咨询过程中,我得知 F 女士其实并不真的想怀孕,甚至在妊娠早期还考虑过进行人流。但是,她丈夫给她施压制止了流产,尽管这已经是她第四次怀孕,而且他们还面临着严重的财务困难。发现她对怀孕的矛盾感受(Freud, 1893;Blum, 1979),了解到丈夫的不支持,这些都告诉我她在防御着自己的愤怒。

她说:"你得理解我丈夫。他来自于一个大家庭,总是希望有至少四个孩子。"接下来的半个小时中,我和她讨论说,似乎她对于此次怀孕有着强烈的冲突感受,而且她好像也一直在给丈夫找借口(**合理化**)解释他颇为控制的态度。也许,她有点太照顾丈夫的感受了(**反向形成**)。我认为她努力不想去批评丈夫(对已攻击性化的批评判断这一自我功能的**抑制**),因为这样可能会让她对自己感觉糟糕(内疚),既因为让他失望,也因为她自身想打掉胎儿(敌意—攻击性的)愿望。

她听后剧烈地抽泣好一阵子。待她平静下来后,她脱口而出:"我都想杀了他。他就只想着自己。他从来也不帮忙照顾其他孩子!我经历这些一定是昏头了!但是我也确实爱我的宝宝,并不想伤害它!"

我接着诠释说,我感觉她对宝宝的爱也是让她感到内疚的冲突的一部分。我提出说,有可能她的呕吐象征了两方面:(1)**自我惩罚**,惩罚的是她对孩子和丈夫的敌意;(2)想要排除掉孩子的愿望。她认为这个说法很有意思,并进一步和我谈了她对于婚姻和此次怀孕的强烈矛盾感受。

当我第二天再来见她时,她报告说之前 24 小时中她已经停止了呕吐,尽管前一天她就已经停用止吐剂了。她认为讨论这些事对她有帮助。在之后住院的时间里,她也再没有呕吐情况,几天后得以出院,医嘱有需要时再服用止吐药。

第六章　鉴别诊断与治疗选择

如第五章中所描述，澄清干扰性防御对于痛苦中的人们极具治疗效果，但必须满足以下前提条件：

1. 他们不能有精神病性问题。

2. 他们不能是重罪犯人（强奸犯、凶杀犯、持武器抢劫犯、大盗窃犯、败坏的虐待儿童者）。

3. 他们必须具有以下各种能力：

自主性自我功能

● 相对完整的整合功能运作（可以组织思维、保持连贯性）；

● 相对健全的抽象能力（可以理解字里行间的意思，能够明了象征）；

● 相对完整的现实检验功能（可以理解幻想不同于现实）；

● 一定程度的自我观察能力。

超我

● 一定程度的内疚或羞耻。

自我力量

● 能将怪诞想法保持在意识外的一定能力（涵容初级过程）；

● 回避致醉致幻类物质以及一定程度的冲动控制能力。

客体关系

● 具有良好的发展出对他人信任和共情的能力。

换言之，在为诊断评估了多种心智运作情况后，还很重要的一点就是判断这个人是否适合动力性治疗方法。有精神病和近精神病问题的患者，有脑器质性疾病的病人或者那些在自我功能和客体关系方面表现出严重受损的病人通常不适合接受动力性治疗。

　　潜意识动力(驱力、情感、超我和防御之间的关系)是如此吸引人以至于很多治疗师(以及很多关于心理治疗的书籍)都关注于如何进行动力性干预而忽略了首先要评估病人自我功能和客体关系能力。结果就是一些有轻微自我缺陷的病人接受了针对防御和情感的分析性治疗,但并没有出现好转。而另一方面,自我功能完整的来访者完全可以接受以洞察为导向的治疗,但却接受了药物治疗和/或支持性治疗(见第七章),同样,他们也没有本应的那样好转更快。

　　若要判断病人接受任何形式洞察导向治疗方法的可治疗性,在所有自主性自我功能之中最关键的有以下六种要素:

- 抽象能力
- 观察自我
- 足够的现实检验能力
- 整合能力
- 专注力
- 感觉中枢清晰(清醒程度)[①]

　　来访者的整合功能必须基本运作正常才能接受以洞察为导向的治疗。如果整合功能有缺陷,那么即使治疗师指明了之前潜意识的防御(如**投射**或**认同**)或之前潜意识的动机(如竞争性攻击性或象征性性欲化),治疗也会相当无效。要想能对当前关系和症状有所改善,人们必须有能力合并(整合)对自身新的理解。在一些精神分裂症或严重的边缘性人格案例中,来访者的整合功能有缺陷,因此即使发现了此前没有意识到的内容和机制,这些理解也无法被整合,因而通常也不会有什么太多治疗效果。事实上,对于精神分裂症患者或精神病性双相疾病患者而言,防御诠释可能具有淹没性,甚至可能会扰乱他们的自我功能运作(Loeb & Loeb, 1987)。

　　拥有抽象能力也是接受洞察导向心理治疗的前提要件。抽象能力不同于智力。事实上,有些高智商的人可能并不具备太多抽象能力。若要接受心理动力治疗方法,人们必须能够理解抽象概念,并能被它们所影响。譬如,一个人必须能理解到他/她对老板的愤怒可能不经意间**置换**到了自己的伴侣身上。

---

① 【原注】这些自主性自我功能可用 AORTICS 这一记忆方法记住(抽象[Abstraction]、观察自我[Observing ego]、现实检验[Reality Testing]、整合[Integration]、专注力[Concentration]、感觉中枢清晰[Sensorium clear]),它们可以说是囊括了能否以动力性技术成功治疗在自我功能方面的前提要件。

根据不同的诊断，来访者的抽象功能可能缺损程度不同。在有些情况中，来访者的抽象能力略有缺陷，此时诠释工作需要有所限制，尽管并不一定要完全回避诠释。但是和这类来访者工作时，治疗师在链接潜意识或意识的防御与情绪关系时必须言简意赅，否则整合性改变不会发生。相反，和有着良好抽象能力的人工作时，治疗师的过度解释或过度诠释可能会被他们感受为一种侮辱；和这种来访者工作时，只需要指出他们所使用的防御有时就足以帮助他们获得洞察。

如果来访者不具备观察自身心智内容和过程的能力（观察自我），那么就不建议使用心理动力性治疗方法。除非治疗师能帮助来访者发展出这个功能，否则动力性治疗注定会以失败告终。

举例来说，如果一个病人有桥梁恐怖症，那么在首次访谈中可以作一个尝试性的防御面质，例如，可以问："你是否考虑过你回避桥梁的背后有什么象征含义？"如果来访者立刻同意，意识到确实可能背后有**象征**意义，但一时又无法想明白到底象征了什么，那么这类来访者可以说是已经准备好接受洞察导向的治疗了。但是如果来访者即刻的回应停留在具象化层面，表示对这样的想法"不买账"，并具象地**理智化**恐怖症状背后的原因，那么他们接受洞察类治疗的预后并不乐观。如果这种具象化倾向无法通过防御面质减轻，那么他们可能需要精神药物（见第三章，防御＃48 和＃52）。

在首次访谈中，你可以通过提问来考察来访者整合功能、抽象功能和观察自我的运作情况，例如，可以问："在你还是个青少年时，你母亲是一个什么样的人？和过去相比她现在又是怎样的？"此时你就可以观察到来访者使用整合功能和观察自我的能力，看他们是否能够以抽象的方式来谈论他们父母的特点，并对比现在的特点。（相比描述自己的想法，很多人在描述他人想法特征时来得更容易些。）

有些人可能会回答，他们从来没想过父母是什么样的人，或者他们表现出无法理解问题，那么这类来访者接受洞察导向治疗的预后并不十分乐观。从预后角度考虑，更好的回应可能类似这样的回答："你问这个问题很有意思，因为我 13 岁的时候，我妈是个相当开明的人。她允许我随意进出家门，似乎对于我发展中的性兴趣也有着宽松的态度。但是我到了 18、19 岁的时候，她好像因为什么开始担心起来，我想可能是当时她和我爸正闹矛盾。我也不知道，但自从我有了孩子后，她似乎就变得退缩了，而且会为一些奇怪的原因表达不满，所以现在和她待在一起很困难。"这个来访者的预后相对更乐观一些，因为可以看到在回答中她/他观察自我、抽象功能和整合功能的积极参与。

多年教学工作给我的印象是,很多精神健康工作者和受训者并没有准确地评估他们开始治疗的来访者的这三个功能——整合功能、抽象功能和观察自我——尤其是这些来访者有高智力或高社交能力时(这些是不同的自我功能)。这样,治疗师就可能让这些人接受洞察导向的治疗,但实际上他们并不适合这类治疗方法。这种情况对于接受治疗的来访者而言是不幸的。此外,不可避免的治疗失败也会让治疗师灰心丧气,他们可能会**泛化**,感到动力性治疗方法是无效的,并对自己从事工作的能力产生怀疑。

现象学诊断[1]也会被用来判断病人接受洞察导向治疗的可治疗性。总的来看,精神分裂症不适合洞察导向治疗,因为大多数精神分裂症患者在整合和抽象能力上有缺陷。但有一些精神分裂症患者和其他类型精神病患者有相对完整的观察自我,他们能够意识到自己开始生病,也能够配合非住院的支持性治疗。

在定向力和感觉中枢方面有缺陷的人也无法以洞察导向的方法治疗。通常讲,如果他们处于暂时性醉酒或(毒品)兴奋状态,那么那一小节就需要用其他方式来处理。处于慢性醉酒或(毒品)兴奋状态的病人需要首先戒酒戒毒,之后再去关注他们的各种防御机制,当然有时候面质他们对其成瘾行为严重性的**否认**有必要率先进行以帮助他们认识到自己有戒酒戒毒的需要。

自理功能缺陷表现为忽视个人卫生和基本的身体维护,这常暗示出某种潜隐精神分裂症性疾病。也有一些例外情况是,一些青少年或成人,他们通过不照顾好自己的身体来**象征化**地反抗从众。在试图使用洞察导向治疗方法之前,一定要多加注意,并且需要仔细辨别哪些来访者有整合能力和抽象能力,哪些不具备这些能力。如果来访者牙齿腐烂、皮肤皲裂并长时间未清洗,或者衣饰邋遢,那么这些缺陷通常暗示出不应使用分析性治疗。

一个十分难以评估的领域就是自我保护功能。本书第八章将全部用来讲解自杀评估。简单而论,一些人性质严重地反复尝试自杀或作出置自身安危于不顾的鲁莽行为,他们常常可能具有某种精神病性质的问题(由于几项基本自我功能的缺陷),但又可能被低估为"情况严重的边缘性问题"[2]。有时候,如果企图自杀的人有足够的整合功能、抽象能力和观察自我能力,那么诠释他们**将愤怒转向自身**的防御(以及其他防

---

[1] 【译注】所谓"现象学诊断"指的是根据外在症状进行疾病分类的精神病学诊断(如 DSM 诊断系统、ICD 诊断系统)。精神分析/精神动力学有自己的一套(甚至多套)诊断系统,考虑的内容不仅仅只是症状。不同的系统所使用的术语有时看似相同,但内涵和外延都略有不同。

[2] 【原注】这一特殊委婉语还有更令人叹为观止的近义词,如"燃烧的边缘人格"(flaming borderline)和"嘶喊的边缘人格"(screaming borderline)。

御)或许能阻止未来的自杀行为。但是,如果这个人并没有足够的抽象和整合能力,不仅动力性诠释无效,其自杀风险也是慢性且严重的,而且任何形式治疗的预后都不容乐观。当人们在自我保护功能方面有缺陷时,说明需要住院和其他支持性方法,包括服用精神类药物(见第七章)。

判断力缺陷问题较为常见,但就其本身而论并不能排除洞察导向的治疗。许多神经症性和不成熟的来访者在判断力方面都会有困难,同样,许多可被治疗的边缘性案例也有类似问题。但是,如果来访者对环境有严重误判、现实检验功能上表现出严重缺陷,那么这些情形都说明不应使用洞察导向的治疗。

适应功能的问题不一定排除洞察导向的治疗,这是因为许多神经症性(恐怖、强迫和惊恐)来访者和不成熟的人是有足够自我功能运作,最终理解到他们在适应方面的困难的(通常是由于防御性地**抑制**了判断力——见防御♯48)。

就智力而言,那些能帮助来访者理解自身问题和提出疑问的方面对于可治疗性议题十分重要。发展良好的智力功能对于治疗工作而言是一个资源。但另一方面,我们也知道一些人即使在整合功能、抽象能力上有严重的缺陷,他们也可能表现出高学术能力。例如,偏执性精神分裂症常被称为高智商精神病。

一般来说,言语和语言功能对于成功的洞察导向治疗是必须的,尽管一些因器质性问题在言语功能上有缺陷的病人可以接受洞察导向的治疗。

一名65岁的抑郁女性ST女士刚刚经历了左中脑动脉阻塞,这造成了她出现表达性失语症,但没有造成感受性失语症;也就是说,她能够理解语言但却无法正确讲话①。在她的治疗过程中我作了一些调整,我会定期地猜测出一些词语,然后让她从中选择,就好像做多项选择题一样。这得以管理因中风造成的举名困难②(无法说出想法、人、事物的名称)。如果我提到,ST女士则能够选择出正确的单词,但如果让她自己去想,她则无法想出这个词。

她逐渐理解到,中风后出现的抑郁在很大程度上是因为她无法再实现自己的(自我)理想因而防御性地**将责备转向自身**。而她的理想则是基于对母亲价值观的认同。

---

① 【原注】她经历的是词语替换(word substitution),即说出来的是错误的词语。这一轻微的举名困难是由于中风导致左脑布洛卡运动语言区域出现损伤造成的。

② 【译注】dysnomia,又称为"命名性失语"。

　　ST 女士的母亲曾是一名教师，在 ST 女士还是孩子时，就送她去学习朗诵演讲。ST 女士习得了对言语表达的注重，并为自己作为一名教师和行政管理者的词汇量及口才感到自豪。中风后的抑郁不仅因对丧失言语能力的哀伤所导致，而且也因不再能达到能言善辩这个基于对母亲认同的人生理想而生发的内疚和羞耻所引发。

　　对这些动力的阐述和理解极大地缓解了 ST 女士的抑郁。她在自己现实情况下对自身的期待作了很大调整而不再依靠母亲的价值观，毕竟这也是当初她所作的防御性认同。

第七章 支持性治疗技术

无论使用什么治疗方法，发现防御都极为重要。但是观测到防御之后要做什么，则依情况而定。如果来访者同时呈现出抽象功能、整合功能或基本信任方面的严重缺陷，那么在治疗中就最好使用支持性技术（Stewart & Levine，1967；Blackman，1994）。本章主要内容就是讨论基于分析性理论的支持性治疗技术，而其中有些技术会涉及防御。

修复自我功能

当你判断出病人有一种或多种自主性自我功能缺陷时，尝试提供给他们至少这些功能的某些方面以让他们有机会纳入。下面是一些通用技术原则，可用来指导和自我功能有缺陷的来访者的治疗工作。

整合功能

整合功能受损可导致谈话离题、病理性赘述、思维阻塞、无法概念化以及其他形式的组织混乱表现，如词语重复、联想松弛和思维奔逸。

- 指定病人服用抗精神病药物（边缘性案例中减少剂量）。
- 以打断的方式停止病人组织混乱的言语表达。
- 组织好治疗小节以聚焦于某些特定问题。

抽象功能

抽象功能的受损导致思维具象化。

- 解释给病人关系、事件的含义以及其他他们没有看到的部分：即帮助他们理解引申意义。

● 辩论和说服以帮助病人理解人们行为的意义以及因法律、传统和习俗采取行为的原因。

现实检验功能

● 基于你对病人讲述的事件的理解向病人重新诠释现实。

● 指定病人服用抗精神病药物或将其转介给有处方权的精神科医生。

● 就他人行为提供你的假设。

● 提供类比以帮助病人更容易地理解世界中发生的事情。

● 证明虚假结论的错误性。

言语功能

● 改正病人错误用词。

● 建议并示范给病人在不同困难情境中可以使用的语言。

自我保护功能

● 面质自毁的倾向性（例如，指出厌食是一种自毁行为）（Wilson，Hogan，& Mintz，1992）。

● 建议更好地解决问题的方式。

● 使用理智化的动力"诠释"。

● 要求住院和/或指定抗抑郁药物。

适应功能

别忘了适应可能是异体可塑性适应（操控环境）也可能是自体可塑性适应（融入环境）。

● 建议并鼓励更具适应性的行为。

● 和病人讨论行动计划以帮助他们练习。

● 提供合理理由帮助病人减轻羞耻。

判断和预期功能

● 提供你对情境的判断。

游戏到工作

● 评估病人工作的能力。

● 基于病人的现实能力提供建议，并示范超我改变（例如，我会……）。

案例

XK 女士是一名 40 岁高中教师，她很喜欢教授拉丁语课程，但在个人生活中则感到抑郁。她形单影只、没有朋友，总是独居。

她很欣赏她班级里的一名 15 岁女生，并对她产生了性兴趣。XK 女士寻思她是否可以邀约这个女孩哪天出来共进晚餐，并**合理化**地认为这个女孩大概已经开始和人约会了。

我感到 XK 女士的现实检验功能和涵容初级过程幻想的能力有缺损。她无法将幻想作为尝试行动来使用，因而也无法预期行为后果，并且她的抽象能力也有限。于是我提供建议说，我认为她不应该做她想象自己要做的事情。我解释说（提供了我看待现实的版本，因为我感觉这个版本比她的更好一些），老师去和学生约会是违反绝大多数高中校规的，即使是同性情况也是类似，更何况这个女孩还未到法定知情同意年龄，这就让 XK 女士的计划成为非法计划了。

我进一步说服她说，如果这个女孩即使只是汇报校方说 XK 女士邀约她，我都预期 XK 女士会失去工作，而这份工作是她喜爱且需要的（帮助她使用判断功能、预期功能和自我保护功能）。最终她不太情愿地同意不再去追求这个她感兴趣的女生了（促进她使用执行功能和冲动控制）。

巩固薄弱的自我力量

找到来访者在自我力量方面的局限性（包括情感容受力、冲动控制力和涵容初级过程思维的能力——见附录 2），之后通过建议、说服、辩论、示范或表达理解等方式帮助病人。这些技术包括以下三个基本要点：

- 言语表达出真挚的共情性反应。
- 为澄清提供不同的选项。
- 提供就外部世界、儿童等话题的教育性知识。

案例

某一天晚餐时间，一名 21 岁有酗酒问题的同性恋大学男生打电话给我——此时他已戒酒几周——说他无法专注学习。他抱怨说会时常"飘走"，并担心自己会再次跑到公园里寻找无防护的性活动以缓解紧张感（同时也增加感染艾滋病毒的风险）。

　　考虑到他在情感容受能力和冲动控制能力方面的薄弱，我首先表达了对他感到被情绪淹没的理解。他感谢了我，之后问我是否我有什么主意能帮助到他。我于是建议他去学校图书馆找一个安静的地方学习，但也要给自己偶尔休息的间隙，和朋友聊聊天分散下注意力，获得些情感支持。他认可了这个方法，并认真加以实施，因而也不再去公园。

如果来访者在某种自我力量或自我功能方面有缺损，那么一个直接和防御性操作相关的技术就是建议新的防御机制。

建议新防御

通常而言，我们会建议如下十一种防御：
- 压制
- 情感隔离
- 理智化
- 合理化
- 幽默
- 最小化（但不是否认）
- 向治疗师认同
- 泛化
- 通过言语化来击退投射性攻击
- 回避
- 置换到社会或政治议题中

案例

　　一名抑郁、有轻微自杀念头并患有精神分裂症的 47 岁英文教授，一生中从未有过朋友，并一直在美国南部的各个小镇学院中工作。他总是对"南部土老帽"深恶痛绝，认为他们"没文化"、"没教养"，尽管他本人就是在南部农场中长大的。

在为期一年一周一次的支持性心理治疗中，我给他提供了**合理化**、**理智化**、（与父母的）**去分化**、**效仿**（我）以及其他一些防御方式。

在治疗中，我建议说也许他最终还是应该搬到更大的城市去（建议）。我对他说，如果他接触更多受过教育、有文化修养的人会感到更舒服一些（**合理化和联结**），并且我也感觉他需要不那么像自己的父母（鼓励**不认同**）。我还补充说，我自己就更喜欢大城市的生活（提供行为榜样以让他能**认同**），因为大城市的歌剧、交响乐演出和职业运动比赛水平都会更高（建议**升华**和**屈尊**）。

他觉得这是一个好主意，于是申请了一个大城市里一家小型学院的教师职位并获得了这份工作。后来他写信告诉我，他感觉在那里更有自己的"空间"，而且他也不用再忍受"那帮乡巴佬"了（**合理化和屈尊**）。此外，他可以愉快地参加各类文化活动，而不用担心某个人"想和他套近乎"。

修复客体关系受损

一些来访者会使用各种拉开人际距离的防御，此时可以使用下面的技术，尽管这些技术可以说是最有风险、最容易适得其反的技术。我想此时我应该做一个类似极限运动节目的警告："请不要自行在家尝试这些！"这些治疗技术是更有经验的治疗师或者接受督导的治疗师所使用的。

- 澄清各种疏远防御。
- 解释来访者防御着的自体和客体溶解幻想。
- 鼓励来访者或多或少与他人保持一定情感开放度。
- 在治疗小节的互动中提供升华性的、有限制的温暖，并与沉默（**疏远**）交替。
- 小心谨慎地透露一些关于你自己的"公共领域"类型的信息，指那些很容易在你社区获得的关于你的信息（如你的观点、价值观、偏好、适应策略或爱好等）。

暴露个人信息可说是目前最有风险的客体关系技术，因为这很容易被来访者视为一种诱惑。在任何自我暴露之前，先三思，然后仔细观察来访者对此的反应。**不要暴露和性有关的个人细节或者你的个人困难。在任何情况下都不要在治疗中触碰来访者**（首次见面在等候室和来访者握手以及治疗终止最后一次见面结束时握手属于惯例外)。

在一些情境下,治疗师作一些节制的自我暴露,从治疗角度讲其目的是它可能会强化病人与客体联结的能力,因此也可以增强其自我力量(Alpert,1959)。在儿童治疗工作中,选择性的自我暴露通常被认为更安全一些。但是在和青少年及成人的工作中,这么做可能会有弊端,那就是提供了人际亲近关系反而可能导致他们更有自杀倾向——事实上正是由于你和他们走得更近了。边缘性问题的来访者——和他们的治疗常常会建议使用一些自我暴露(Renik,1999)——可能恰恰是因为和治疗师有愉快的互动而产生了自体—客体融合焦虑;那么他们之后就可能会要去防御这种焦虑,例如,和治疗师**发怒**。但因为治疗师此前对他们很"友好",他们也感到内疚,所以容易将敌意转向自身(Harley & Sabot,1980),导致自杀企图。

支持性技术还有其他复杂情况。其中一个问题就是接受你治疗的人可能会将你视为无所不知的。还有一个弊端是,你可能并不确切地理解来访者的处境,因此可能会错误地将你自己的人生经历和个人经验投射给来访者。此时你的建议和示范可能不仅不准确,甚至可能是有害的。

作为对比,那些**能够**使用抽象和整合功能的来访者(这些来访者更应该接受洞察导向的治疗)跟你询问该如何处理某个情境,此时你应该将他们的问题诠释为他们将你视为一个家长的**移情体现**,并在此基础上想要**认同**你。接下来你可以展示给他们看到,如果你活化了他们的这个愿望,他们就不用去面对对父母的不愉快感受了。

第八章　自杀倾向评估中需关注的防御

评估有自杀倾向的来访者十分困难、充满陷阱，并且无论对于自杀倾向的人而言（他们有可能实施自杀）还是对于评估的治疗师而言（他们有可能在评估后因为被评估者自杀而遭诉讼）都是有潜在风险的。

关于自杀问题存在大量文献，此处我并不打算一一综述（若寻找此议题好的参考文献，请见 Cutter，2002）。相反，本章中我将总结那些在你评估完成后确实尝试自杀的人，关于他们的自杀风险因素，我们都有哪些心理学方面的解释。在此基础上，为了更精确地定位高风险来访者，我们则可以**附加**上对防御理论和技术的使用。

人口学高风险标准

1. 年龄：青少年或老年人。

2. 种族：高加索人种高于非洲人种（U. S. Public Health Service，1999）。

3. 是否曾有过自杀尝试：40％的自杀者曾在此次自杀前有过自杀尝试（Jacobs，Brewer，& Klein-Benheim，1999）。

4. 家族成员中有自杀尝试历史。

5. 之前或同时有杀人的想法或企图。

6. 性别：女性自杀尝试者是男性的三倍；男性自杀成功者是女性的三倍。

7. 自杀武器或其他自杀途径是否可及。

8. 毒品和酒精使用、滥用及戒断（Sederer & Rothschild，1997）；自杀率（每 10 万人中 220 人）是一般人口自杀率（每 10 万人中 11 人）的 20 倍（U. S. Public Health Service，1999）。

9. 是否沟通了自杀计划：70％自杀者曾沟通自杀计划（Jacobs et al.，1999）。

监狱囚犯：自杀率（每 10 万人中 33 人）是一般人口自杀率的 3 倍（Sederer & Rothschild，1997）。

基于诊断的高风险标准

1. 精神分裂症（总是高风险）：10—15％自杀率或每 10 万人中 1—1. 5 万（Sederer & Rothschild，1997）。

2. 重度抑郁，尤其是和客体丧失关联（Blatt et al.，1984a，1984b）。

3. 严重的冲动性（冲动性人格）（Jacobs，1999）。

4. 边缘性人格：与抑郁和物质滥用共病时自杀率达 45％（Davis，Gunderson，& Myers，1999）。

5. 受虐性人格或症状。

6. 无法签署不自杀协议（有争议）。

7. 无望、无助感（Rochlin，1965；Beck & Steer，1988；Cassem，1988）：对未来悲观失望、失去了动力和期待。

施奈德曼（Shneidman，1999）的高风险标准

- 致命性——自杀企图的致死性质
- 紊乱性——心智状态的受扰动程度
- 有害性——自毁行为或行动的模式

致命性

面对曾经尝试过自杀的人，你必须考虑他们之前的自杀尝试离成功有多远。如果他们还未尝试自杀，但却考虑自杀，那么他们自杀幻想的致命性也是一个须考虑的因素。例如，如果一个人想着要过度服用阿普唑仑（赞安诺锭），那么危险性还未达到极端程度，因为想用这种药物自杀是不容易的。相反，如果一个人想着要跳桥或者开车冲撞混凝土路堤，那么此时危险性就更高了。

紊乱性

此外，当事人的精神状态对于危险性问题也有影响。危险性常常是自我力量状态

的一个折射(自我力量包括情感容受、冲动控制和涵容幻想等能力)。

有害性

最后,如果一个人的性格导致他/她是自己最糟糕的敌人(亦即,他们会定期卷入对自己有害的行为中),那么此人真的尝试自杀的可能性会更高。

"隐秘性"自杀尝试是那些发生在各种合理化之下的自杀尝试,此时行为的"现实"看似和自杀尝试无关。最常见的隐秘性尝试就是只涉及一辆车的交通事故。

里特曼和塔巴克尼克(Litman & Tabachnick,1967)的高风险标准

有一些自杀属于非典型类型,并不一定呈现出标准的风险信号。例如,存在自杀倾向和事故倾向的区别。

自杀倾向

- "失败者、依赖、被动、无力、受限";
- "无助、无望、疲惫……困惑"(Weiss & Hufford,1999);
- 丧失了共生性爱的客体,导致"和逃离、退缩、惩罚、复仇、重生和重聚……的幻想"。

事故倾向

- "胜利者、冲动、快速且果决、独立、爱冒险";
- "叛逆并且挑衅权威";
- 痛恨"被局限或失去自主性";
- 为证明自己金刚不坏而产生逆恐倾向。

迪尔凯姆(涂尔干)的高风险标准

(1897,引自 Jones,1986)

- **利他型**(*Altruisme*)——为了挽回面子或者拯救其他人
- **利己型**(*Egoisme*)——从与所爱之人的关系中退缩
- **失范型**(*Anomie*)——丧失了社会规范的保护(重大生命灾难);丧失了名誉/羞辱

利他型

在今天的西方社会,利他型自杀相对少见。当然,几百年来在日本,如果羞耻变得

不可负重,人们可能选择切腹自杀。在临床实践中,你也许会遇到这样的自杀意念,即由于财政情况恶化,人们认为他们死了比他们活着对于所爱的人更有价值,因为死亡可以让家人从自己的生命保险中获益。

利己型

利己型自杀意念发生在和所爱之人分离的时候,此时会相信这种分离会带来永久丧失及之后永恒的孤独。

失范型

失范性特征出现在诸如丧子这样的情境中。不同程度的生活灾难可能会促发易感人群的自杀意念。灾难性地丧失声誉也可能会引发自杀尝试。海军上将迈克尔·布尔达(Michael Boorda)就属于这一类情况(Holliman,1996)。他在《新闻周刊》公开报道他不恰当地佩戴战争勋章而受到公开羞辱后自杀。

门宁格的高风险标准(1933)

自杀想法中包含了想死、想杀戮或想被杀戮这些愿望之间的冲突。这三个因素都具有象征性意义,并由每个个体自身各类冲突等因素所决定。内疚、由于无法实施而不能满足杀戮愿望以及对所憎恨客体的矛盾感受都可能促发自杀意念贯注。这种情况和弗洛伊德(1917)曾提到的持续性、未解决的哀伤相关联,他认为之所以哀悼不能完成,是因为将对一个失去的、但矛盾地爱恨着的客体的敌意转到了其内部表征上。

雅各布的高风险标准(Davis 等人,1999)

第一组成部分
- 冲动性
- 反社会特征(包括不诚实)
- 人际淡漠
- 恶性自恋
- 自伤倾向
- 精神病伴随怪异的自杀企图
- 聚焦于冲动性和无望感

第二组成部分

● 物质滥用

第三组成部分

● 基于精神动力概念化判断出的"自杀视角"

第四组成部分

边缘性人格：伴随以下情况时，自杀成功的可能性会增加。

● 无法忍受的心理痛苦

● 无望/无助

● 矛盾情感

● 思维收缩

● "外溢"：倾向于行动化

阿克塔的高风险标准——七个"D"（2001）

● 思维混乱（Disorganized thinking）

● 社会生活混乱（Disorganized social life）

● 不诚实（Dishonesty）（Dorpat & Boswell，1964）

● （躯体）疾病（Disease（physical））

● 药品毒品或酒精滥用（Drug or alcohol abuse）

● 自尊受损（Damage to self-regard）

● 不喜欢病人（Dislike of the patient）

思维混乱

思维混乱出现在精神病和近精神病状态。因此，如果一个想自杀的人表现得思维混乱，那么他/她就至少属于边缘性精神病一类，而这也意味着尝试自杀的可能性会增加。

社会生活混乱

社会生活混乱可能包括婚外恋纷争、同性和异性恋人之间的冲突或其他要命的肥皂剧剧情，不应轻视这些困难。

不诚实

当来医院急诊室的人似乎不能开诚布公、实言相告的话，一个可靠的经验方法就是收治他们住院。判断一个人是否诚实可能并不容易,但你的直觉以及捕捉到他们明显的前后矛盾或许能提供给你线索。

> 一名43岁男性发生了一起交通事故,之后被带到急诊室。一开始,他告诉接诊大夫说他开车时打瞌睡睡着了。之后,他又告诉一名精神科护士,他其实是在用手机和关系不合的妻子争执时突然出现了自杀冲动,但他也向护士保证他不再想自杀了。急诊继而放他出院,几小时后他自杀成功。

(躯体)疾病

躯体疾病,尤其是那些诸如癌症的严重疾病,可能会导致一个人的自我价值感严重受损以及产生无法定向的愤怒。因此,疾病会增加自杀几率。

药品毒品或酒精滥用

药品毒品以及酒精会抑制判断功能,并干扰一个人的冲动控制;这一虚弱可能突然出现,如急性中毒中的情况,但也可能慢慢发展而来,如纵饮者的情况。不仅如此,很多药品毒品滥用者也不诚实。所以,如果你能发现任何药品毒品滥用史,那么自杀风险就会大幅提高。如果被评估者同时也不诚实,那么风险更是翻倍增长。

此外,大多数药品毒品滥用者有自理功能(Gabbard,1994)以及冲动控制(Treece&Khantzian,1986)方面的缺陷。

自尊受损

自尊受损可能会被泛化。一个人越是感到自己无价值、可憎、无用、愚蠢等,那么他/她的自杀风险就越高。要特别注意那些刚尝试完自杀,然后说"我真蠢……"的人,即使他们这种表达是用来向你保证他们不再有自杀风险,也不能轻视。埋怨自己愚蠢可能反映的不是自我力量得到了重建,相反,它可能隐藏了更多的自我厌恶和自我贬低。

不喜欢病人

阿克塔提出的标准中最值得回味的一点就是,当你(治疗师)开始以某种方式讨厌你所评估病人的时候,病人的自杀风险增加。你可能会发现你希望会谈早点结束,你可能很难集中注意力,或者你可能会在意识层面觉察到自己的恼怒——有时候发生在你和同事讨论案例时。不喜欢有自杀倾向的人的一个主要原因可能是他们防御性地使用了**投射性认同**,亦即他们以某种微妙的方式在你身上激发出了他们对自己相当程度的敌意和自我厌恶。因为他们可能会将敌意**转向自身**，而你可能会**认同**他们对自己的批评（因而也对他们持批评态度），所以这两种情感都可能会增加你不喜欢之人的自杀风险。

基于自我心理学和客体关系理论的高风险标准

对复杂生活局面的逻辑倒错性解释

一名 23 岁的女性海军士兵在她尝试自杀后，由直升机直接将她从所服役舰船接走进行医疗救助。在评估中她解释说，她感觉没有理由再继续活下去了，因为所有人都凉薄。

在陆地服役期间，她和一个男人订了婚。等她服役的船只被部署一段时间后，有一天她喝醉酒后和一个男性船员发生了性关系，令她出乎意料的是，她因此怀了孕。她让这名男性船员跟她结婚，对方拒绝了。之后她就打电话给她未婚夫，告诉他说他们需要立刻结婚，因为她和同船另一名男性士兵发生了性关系并怀上了他的孩子。她的未婚夫提出分手。然后她就割了自己的手腕。

当这个案例交给我评估后，考虑到这名女士由于严重的逻辑倒错性思维而出现的自杀倾向，我建议让她接受长期住院治疗，她的情况暗示出她可能有潜隐性或假性神经症性精神分裂症（Hoch & Polatin, 1949）。

"试运"或类似行为

那些"练习"尝试自杀的人属于高风险人群。尽管他们还没有真正实施，但他们的整合功能正在慢慢瓦解，与现实的关系正在逐步削弱（Frosch, 1964）。艾尔肯[①]（Aiken, 1974）的短篇故事《静雪、秘雪》（Silent Snow, Secret Snow）就以艺术性方式描绘了这一恶化过程。同样，希尔维娅·普拉斯[②]（Sylvia Plath, 2000）的《钟形罩》（The Bell Jar）也讲述了相同的故事。在临床实践中，有这样自我受损程度的人对自己和他人都是相当危险的。

---

① 【译注】康莱德·艾尔肯（Conrad Aiken），1889—1973，美国诗人、小说家。
② 【译注】希尔维娅·普拉斯（Sylvia Plath），1932—1963，美国诗人、小说家。

有意识地拒绝透露自杀意念/计划的细节

当你严肃认真地想去评估和帮助有自杀想法的人，可对方却告诉你，他们何时以及怎样实施自杀行动和你没有任何关系时，这的确是个令人头痛的体验。他们之所以拒绝透露，常常是为了防御自体—客体融合焦虑，但"边缘性"病人则不同。后者的自体—客体问题由于与现实关系和现实检验功能瓦解而变得更为复杂。在我的经验中，使用这种伎俩的人更可能有精神病性问题，并且有极高的自杀风险（见 Akhtar's [1992b]在讨论偏执性人格障碍治疗中提出的一个不同观点）。

解决促发冲突无望——尤其是人际间冲突

当人们因为糟糕至极、纠缠不清的问题导致绝望而前来咨询时，他们有高自杀风险。尤其是当问题中裹挟着极度痛苦且无法解决的因素时，风险就会更高。

> 现年 44 岁的 RR 女士有自杀倾向。五年前，她丈夫在一次家暴中打断了她的腿，导致她无法继续工作。她只上完了初三，因为她的母亲——一名妓女——因梅毒去世。
>
> 现在，她的一个女儿因为偷窃罪正在服刑。RR 女士照顾这个女儿的三岁孩子，并领取失依儿童家庭补助，但由于她腿脚不便，服用止痛药，有一天晚上她没能起来；这个孩子走出了家，被邻居发现收留，之后 RR 女士就因为忽视儿童而被解除了抚养权。
>
> 她的丈夫因为二级谋杀罪正在坐牢（此前，他在醉酒时殴打了一个男人，这个男人之后死亡）。RR 女士因为精神疾病（重度抑郁症）接受社会保障救济。她超重 50 磅（约 23 公斤），除了看电视之外没有其他爱好。

RR 女士在人生这个阶段中人际间问题的不可调和性使得她有着高自杀风险。

女性 19 岁或男性 23 岁之前建立的婚姻关系解体

这些是大致的年龄，实际中可能前后有几年出入。这里的关键在于，还没有完成青少年时期第二个体化阶段的人更有可能形成共生性关系。总的来说，女性早男性几年完成分离过程（尽管现实中可能在两个方向都有许多特例情况）。

共生性关系中携带的念头是两个人是"一体"，没有了一方，另一方将要或者必须死去。因此，青少年的恋爱常常有很强的自恋元素——这种爱伴随着将爱人视为自己的"一部分"。如果自体意象的"另一"部分因分手而被斩断，那么就可能释放出大量暴力性愤怒指向之前所爱之人，导致谋杀意念（此为科胡特［Kohut，1971］所称的"攻击性破裂产物"）。但由于它又和爱的感受产生冲突，因此愤怒可能**转向自身**。相间隔地，因分手导致的自尊丧失可能会给无价值、"什么都不是"的恶性幻想火上浇油，这也是自杀高风险情境。

即使是有在第二个体化时期结婚经历的年长者，一次婚姻的破裂也可能会导致出现上述动力。

首先，表达对关系共生性质的理解、对关系解体导致的自体意象和自我价值感丧失的理解会有所帮助。接下来，你可以去观察来访者是否同意并能就身份同一性和自体意象整个议题开始联想。或者，治疗小节也可能会转向对释放出的愤怒所产生的内疚这一动力。不过，由于持续处于共生风格关系中的人的自我力量通常有限，所以这些观念的整合往往不够而无法完全实现治疗效果。因此，自杀风险依然很高，需采取必要措施保护此人。

基于防御理论的高风险标准

当一个人刚刚尝试或思忖自杀后，评估者很自然地会对此人的悲伤和抑郁表达同情。然而，关键是要记得，在大多数情况中，有自杀想法的人可能也是危险的，甚至可能是有谋杀性的。翻阅报纸，你会找到许多新闻，报道某个人想要阻止一起自杀，但结果却被想自杀的人杀死。

在下面的篇幅中，我会建议除了使用前文中提供的各种标准评估外，你也可以通过有自杀倾向的人对于防御诠释的回应来评估。请记得：（1）如果通过标准风险信号已经可以获得足够判断依据，那么这里就没有必要重复工作了；（2）你讲话的语气需要能表达理解；（3）取决于防御诠释挑战自杀者信念的程度，它是一种或多或少有"攻击性"的方法，就好像外科医生使用手术刀一样——但这种对病人思维方式的切入，尽管可能一时半会儿会让他们震惊，但却可能**救了他们的性命**。判断一个人是否有高自杀风险，我们看他们是否**对最初的防御诠释有负面或不良的回应**。在对有自杀风险的人进行紧急咨询时，我们最为关注以下十一种冲突和防御：

- 将愤怒**转向自身**
- 将**自我惩罚**作为一种防御以对抗内疚
- **最小化**对丧失的哀伤

- **反向形成**和**合理化**以防御因愤怒而生的内疚
- **社会化**以对抗因愤怒的自杀念头而生的羞耻
- **受虐性挑衅**他人以缓解内疚
- 从客体处**撤离**以防御羞耻/哀伤
- **分裂**以回避因承认毒品药品滥用或自杀幻想而生的羞耻和不信任感
- **含糊其辞、有所保留、搪塞**
- **向攻击者和/或受害者认同**
- **否认**一个痛苦的现实

将愤怒转向自身

你发现自杀者究竟对谁愤怒并解释给他们说,他们的愤怒现在转向了自己以缓解内疚或紧张,之后,如果对方不能理解,例如,他们会说"那又怎样!"或者没有整合性回应,那么他们可能缺少足够的整合和抽象能力来使用这个诠释。这意味着此时洞察尚不可及,而自杀风险也极高。无疑,此时自杀者需要住院治疗,接受支持性(见第七章)、家庭导向和精神药物治疗。

将自我惩罚作为一种防御以对抗内疚

相关联的机制是,通过让自己受到惩罚来缓解内疚。

例如,一名18岁海军士兵在收到"擅离职守"(AWOL,海军中是 U/A)的行政处罚后感到备受羞辱。由于他觉得他让父母失望了,于是就故意开车撞向一棵树(但他活了下来)。收治的住院医生尝试向他诠释说,开车撞树相当于是他给自己定了罪,并下达了死刑令,以此来缓解他的内疚。病人同意,但坚称他就该为那个行政处罚赴死。

在住院期间,他的不理性内疚借由一次和父母的家庭会谈而得到了缓解(这既是介绍现实,也是重新建立重要客体关系的支持性技术)。这在一定程度上起了效果,而之前的诠释没能在这里奏效。

最小化对丧失的哀伤

当人们经历了一次重大的所爱之人的丧失或有时候某种能力的丧失时却没有哀悼,此时存在自杀风险。这里,不仅仅是最近的丧失历史具有诊断意义,而且对哀伤的**最小化**(或完全的**压制**)也同样具有指征性。哀伤是抑郁情绪的一种形式,如果哀伤足够强，那么会有可能熔断情感容受这一自我力量并继而腐蚀自我保护功能。如果在面质**最小化**防御后，当事人还是只有很少的情感宣泄，那么情况就格外危险，因为这意味着就丧失事件还没有发展出足够的再整合和适应(Tarachow, 1963)。

反向形成和合理化以防御因愤怒而生的内疚

当一个女人在被丈夫殴打后变得想要自杀时，关注这些防御。她说她"还爱着"他，这是表现得"过于友好"。其实是反过来的。她实际上想杀了他，但却感到内疚；因此，**反向形成**的防御就将她的念头反转。如果在你向她指出她的反向形成后，她仍然不能放手这些防御，那么你可以试着去面质她的**合理化**防御(例如，"他童年不幸；他控制不了自己")是为了缓解她因谋杀性愿望而生的内疚。

注意：最好在尝试任何支持性技术之前先处理她的防御。如果你试着告诉她，她**应该**愤怒或类似的话，那么反而她有可能会动用起**反向形成**和**合理化**的防御。但是，如果类似前面提到的诠释不能帮助她意识到自己的愤怒和内疚以及丈夫的现实危险性，那么建议住院治疗以及能够干预这名女性生活的支持性方法——例如，帮助她和丈夫获得"和平契约"。

社会化以对抗因愤怒的自杀念头而生的羞耻

例如，一个男人在自杀尝试后或在向伴侣透露了自杀意念后，在急诊室接受评估，一上来便说，"今天下午你有没有去看老虎·伍兹参加的公开赛？"这里你所见的是**社会化**这一防御。或者他可能说，"我很抱歉他们把你从高尔夫球赛叫了回来，医生。我今天也想去看比赛的"。作为防御的社会化常常被用来缓解羞耻。羞耻则可能来自于想到自己有精神疾病(有自杀想法)或"失去了控制"。

尝试将社会化作为防御诠释。例如，"我猜如果我们开始谈论公开赛，那我们就不必去考虑你的心理问题了，虽然我知道你刚刚尝试自杀。这一定会令你感到难堪"。

如果他并不合作地回应，比如，说类似下面的话，"嘿，医生，你是那种什么都要解读的人吗？我就是想和你聊聊而已。我什么问题都没有；服用那瓶阿斯匹林就是犯傻而已。你不用担心，这样的事不会再发生了"。那么，这个时候你要严肃地考虑让他住院治疗。

受虐性挑衅他人以缓解内疚

一名 27 岁单身男性 CC 先生，因为想要伤害自己来急诊室寻求帮助。住院精神科大夫得知 CC 先生正在和一个女人交往，而对方刚刚告诉他其实她也一直和另一个人保持着性关系。这种事情发生了好几次。住院医生感觉 CC 先生似乎惩罚无餍,于是给他指出说,他似乎一次又一次地让自己遭受惩罚。CC 先生同意,然后坦言说,此前他也背着女友和其他人偷情,并将此事告诉女友,然后暗示她也出轨来扯平恩怨。

住院医生指出,CC 先生的自杀意念似乎用来缓解他的内疚,而他似乎也通过激惹女友伤害他来缓解内疚,这让 CC 先生联想到他对于性总是有内疚感。他尤为对在青少年时期和他处于青春期的妹妹进行过性游戏感到罪疚。

此次评估会谈似乎缓解了 CC 先生严重的自杀意念。他要求第二天早上再回来见这位住院医生,医生就安排了会面。之后,CC 先生作为非住院病人接受了该医生的短程高频心理治疗并获得很好效果。假如说他在急诊室中没有展现出整合和理解能力,自杀意念也并没有消退,那么住院医生就会让他住院接受治疗(见第五章,“诠释的顺序”部分案例 2)。

从客体处撤离以防御羞耻/哀伤

如果人们对和他人的关系完全失去了兴趣,那么他们的自杀风险很高。你可以对他们诠释说,回避他人似乎可以缓解一些痛苦,或者说,这可以缓解他们因对所回避之人所持有的批评而产生的内疚。

假若这个干预有效,人们可能会这样回答,“你知道,我之前从来没想到这点。我母亲总是教导我不要去批评他人,但我猜我做的可能有点过头了……(哭泣)”。但假如说这个诠释并没有起效,那么自杀冲动就更加危险。

分裂以回避羞耻和不信任感

沃姆瑟(Wurmser, 1987)指出,“……许多瘾君子使用**分裂**这一防御来拒斥一个滥用药品毒品的自我表征,该自我表征和一个不服用药品毒品的取向交替出现……”因此,许多药品毒品滥用者可能不会将这一面呈现给你。同样,他们可能也不会向你报告他们的自杀意念。

假如你对来访者的反社会活动有丝毫怀疑,例如,他们拨打 900 色情电话,参观“地牢”或其他施受虐门店,在会谈中描绘了一番“太过美好”的图景,等等。那么明智的干预就是讨论事情听起来美好得不真实,或者指出会谈中并没有更令人不悦的材料等,以此来面质病人的分裂机制。如果一个抑郁的人太快“好转”,不和你分享干扰他们的事情,或者通过不去讨论来回应你对他们不谈自杀想法的面质,那么自杀风险增加。

含糊其辞、有所保留、搪塞

（前面所提到的）阿克塔的一个判断自杀风险严重性的标准就是**不诚实**，因为搪塞是一种防御，所以你可以尝试去面质它，并根据你的判断要么温和、要么不那么温和地面质。

例如，一个男人一开始声称自己就是开车的时候睡着了，之后又承认他在生妻子的气，那么也许可以说，"我注意到你一开始并没有讲实话，发生了什么？"甚至也可以说，"我注意到你一开始并不想承认其实你当时有情绪反应。还有其他什么事因为你担心或不好意思而没有开诚布公地告诉我吗？"

（事实上，在这个例子中，这个男人对于自己大量服用大麻、滥用酒精的情况也没有讲实话，这点到后来通过家人的证词才得以发现。这个信息在当时就知晓的话，很可能就会让他必须接受入院评估。）面质病人的搪塞并不一定能保证你肯定会获得有用的材料，但至少比你不去面质的可能性更高一些。

如果一个有自杀倾向的人有意识地隐藏信息不谈，那么你很快就会感到自己在评估中好似一个审讯员，这是因为被评估的人并没有给你太多信息。你可能会察觉自己感到挫败，并被迫要去"深挖"病人。与其挖掘，你也可以尝试面质病人保留信息不谈（**压制**）的防御。如果这个方法没有作用，那么病人的有意隐瞒就必须被当作是严重自杀风险的一个指标。

也许更常见的就是被评估的人变得含糊其辞、语焉不详。你询问他们的自杀尝试，在哪儿发生的、发生时想了些什么，他们则回答，"不太记得起来了，当时只是想事情就要结束了"。你问他们当时做了什么，而他们则说，"没做什么"。你问他们是否大量饮酒，他们则回答说，"不太多，偶尔"。到了某个时刻，你可以尝试面质，例如说，"我注意到你只是给我一些泛泛的回答，没有什么细节"。如果这个人继续以含糊的方式回答，比如说，"哦，我就是不知道……"，那么这就说明仅仅是面质还不够，因为此时病人不仅有高自杀风险，而且还有整合功能方面的缺陷。

向攻击者和/或受害者认同

一个人的妻子刚刚尝试自杀，此人前来咨询你。他自己也有自杀的念头。你向他指出，他似乎想模仿妻子，也对自己做同样的事。如果他回答说，对于妻子的自杀，他感觉非常内疚，如果他也能意识到这种内疚是不理性的（通常情况下都是不理性的），那么他或许可以接受院外治疗。但是，如果他无论如何坚持认为自己是"元凶"——即使没有任何证据表明这一点——那么你面对的就是有严重自杀风险的病人。

否认一个痛苦的现实

一名 29 岁男性在妻子告知他因为他过于远离妻子所以要离开他后,他从一座大桥上跳了下去。之后,他需要进行大量手术,但活了下来。

几周后,一名精神科住院医生来和他会谈,他表示说自己不再想自杀了。但是当医生进一步探索他对他婚姻的看法时,他解释说他"非常确信"只要自己为她"改变",妻子就会回到他身边。而他的妻子此前则在单独的会谈中证明说自己并没有给他任何希望。

换言之,他在使用**幻想否认**这一防御。听到这个情况后,我建议该精神科住院医生去面质他的否认防御,而这导致病人嚎啕大哭,当时他还在骨科病房。之后他被转到精神科病房继续住院几周,在那里他的防御通过诠释以及和妻子共同参加的会谈得以处理。他进入到痛苦的哀悼过程中,一段时间后,在没有明显活跃的自杀威胁情况下,慢慢接受了妻子要离开他这个现实。

总　结

即使在最理想的情况下,评估自杀风险也是异常复杂且困难的。若要提高你评估的准确性,有用的方法就是评估自主性自我功能、自我力量、客体关系方面是否有缺陷,以及是否能积极回应某些特定的防御诠释。这些评估的结果则可以通过人口学、诊断和施耐德、里特曼和塔巴克尼克、迪尔凯姆、门宁格、雅各布和阿克塔提出的评估标准进一步补充。

附录 1　精神分裂症：诊断标准演变史

尤金·布莱勒的标准（Eugen Bleuler, 1908）

● 原发症状

联想中断：整合功能紊乱导致思维组织松散：思维中断、思维松弛、离题、病理性赘述（迷失在细节中）、虚假联系（逻辑倒错）、思维贫瘠。

矛盾意向：同时持有本质上不同的态度。

自闭与注意力低下：生活在自己的世界，不关注外部世界；负性幻觉。

抽象功能缺陷：无法识别细微差别和象征而导致错误解读。

情感特异：无情感（"单调"）或情绪极端变化。

● 继发（附属）症状

幻听及幻视：无现实检验的情况下投射感官知觉。性、攻击、良知＝通常的思维内容。

妄想：不切实际的信念（及牵连观念）、迫害妄想、性别混乱、躯体妄想、自大妄想。

西格蒙德·弗洛伊德（Sigmund Freud, 1914a）补充

● 与现实断裂。

● 撤回对外部世界的兴趣。

● 以非现实方式**重构现实**，导致妄想和自大。

保罗·霍克和菲利普·波拉丁（Paul Hoch & Philip Polatin, 1949）补充

● 泛神经症症状：强迫、恐怖、焦虑、抑郁、躯体转换和倒错——共同出现。

● 意识中过多和性有关的想法。

● 空想式生活方式以及现实解体现象（"世界不是真的"）。

- 严重、慢性焦虑。

海因兹·哈特曼(Heinz Hartmann, 1953)补充

- 未中和的攻击性可能会导致暴力以及整合和抽象两个自主性自我功能发展不足。

罗伯特·奈特(Robert Knight, 1954)补充

- 错误解读简单的社交互动。
- 随意分解习惯用语以及其他特异性的语言滥用。
- 缺乏从明显证据中得出现实结论的能力。

柯特·施耐德(Kurt Schneider, 1959)补充

- 思维声音化。
- 思维插入和思维广播。

埃迪斯·雅格布森(Edith Jacobson, 1954)补充

- 混淆自身特征和他人特征(自体—客体融合)。
- 过度的自我毁灭性("原初受虐")。
- 对人的部分客体内摄物(心智意象)(如一个鼻子、一根手指、一个乳房)。

约翰·福罗斯(John Frosch, 1964)补充

- 与现实关系和现实检验均出现崩溃。

玛格丽特·马勒(Margaret Mahler, 1968)补充

- 自体和他者的去分化("人格解体"。同时请参阅 Feigenbaum，1937)。
- 泛灵论(将生命特性赋予非生命体)。
- 去生命化(认为"人不是人")。

约翰·费格纳(John Feighner, 1972)补充

- 不良的工作和社交功能。

奥托·科恩伯格(Otto Kernberg，1975)补充

● 从逻辑性、时间导向的思维转换到梦境般、无时间感、凝缩、象征、置换为主的思维，有时会导致"性的多形态倒错"。

● 发展升华性渠道失败(即缺乏爱好和兴趣)。

● 对于身体部位的具象恐惧(躯体妄想)。

● 攻击性—爱的去融合(**分裂**)。

● **全能自大、贬低、理想化、否认、投射性认同**的防御。

杰罗姆·布莱克曼(Jerome Blackman，2002)补充

在与现实关系功能缺陷的前提下：

● 缺乏"Warm-ETHICS"，即缺乏温暖、共情、信任、抱持性环境、身份同一性、亲密、稳定性。

● 在下述自我功能方面出现缺陷：

■ 整合功能和次级过程思维的抽象功能；

■ 现实检验功能；

■ 自理功能(个人卫生)；

■ 自我保护功能；

■ 运动控制功能；

■ ＋/－言语和记忆功能。

● 在下述自我力量方面出现虚弱：

■ 初级过程幻想的涵容能力；

■ 冲动(进食、攻击、性)控制能力；

■ 使用幻想作为尝试行为的能力；

■ 情感容受能力。

附录 2　诊断中需评估的自我力量

刺激屏障(Esman，1983)：能够集中注意力而不感到被淹没。

冲动控制和延迟满足(Kernberg，1975)：能够控制住性、口欲及攻击欲求。

涵容(初级过程)幻想(Hoch &：Polatin，1949)：能够将怪诞的凝缩和象征保留在意识之外。

挫败容受：能够承受住对环境产生的未被满足的愿望。

情感容受(Kernberg，1975)：能够承受强烈的情感而不会崩溃或过度使用防御性操作。

痛苦容受：能够承受住躯体和情感的痛苦。

张力容受：能够承受住欲求、良知和现实之间的冲突而不会躁动不安。

升华性渠道的发展(Kernberg，1975)：能够将口欲、性或攻击性幻想转化为具有生产性的活动(例如，想要杀掉一个手足的愿望转换成友好的竞争)。

将幻想作为尝试行动(Hartmann，1939)：能够在行动之前"透彻思考"自己的愿望。

抗拒力比多和自我退行(Marcus，1975)：能够在强烈的欲求或情感面前不表现得幼稚。

精神活动高于躯体释放渠道(Schur，1955)：能够承受情感而无需动用躯体渠道，例如，通过紧张性头痛或肠易激来表达。

为自我服务的退行(Kris，1952；Bellak，1975，1989)：能够允许一些初级过程(象征性、凝缩的幻想)思维进入意识以和儿童游戏、创造艺术或讲笑话。

驱力和情感释放的能力：能够管理暴力性愤怒或享受性活动而不会感到被淹没。

附录 3　精神分析诊断中发展性因素的考量

自主性自我功能	自我力量	情感	驱力	超我	客体关系	防御
口欲期						
意识 感知觉 记忆 整合 初级过程 感官系统 精神运动	刺激屏障	自我崩解 湮灭 丧失客体 融合 不信任 丧失客体爱	生理层面： 吮吸、觅食 异常固着： 进食障碍 口交固着 强迫观念 酗酒 严重依赖 不信任 偷窃	基本不信任	自闭/共生（0—5月）： 部分客体 自体—客体 分离个体化 分化（5—12月） 练习（12—16月） 温暖	内摄 投射 幻觉
肛欲期						
智力 言语/语言	延迟驱力满足	分离/自主驱力的力量	生理层面： 排泄 括约肌控制 异常固着： 脏乱 好争论 粪便癖好	"括约肌道德" "不"	和解（16—24月）： 不稳定的自体和客体恒常性 共情 信任 不稳定的自体和客体恒常性（25—36月）	投射性认同、投射性指责、否认（4种）、去分化、分裂、泛灵论、去生命化、反向形成、撤销和仪式、（情感）隔离、外化、转向自身、消极主义、分隔处理、敌意攻击

续　表

自主性自我功能	自我力量	情感	驱力	超我	客体关系	防御
第一生殖器期						
现实感 现实检验 现实vs幻想 专注 注意力 定向力	精神活动＞躯体释放 幻想＝尝试行动	客观性 "现实焦虑" 阉割 插入 不良的自我功能发展	生理层面： 阴茎和阴蒂快感 与人的愉悦感 异常固着： 风流成性 性问题	害怕因为竞争性而遭到报复	自体和客体恒常性(26—48月)； 抱持性环境 亲密	置换、象征、凝缩、幻象形成、搪塞、虚构、潜抑、负性幻觉、退行
潜伏期						
自理 次级过程 社交技能 自体可塑性 游戏到工作 预期 自我兴趣	升华性渠道的发展 情感容受 挫败容受 痛苦容受 紧张容受 初级过程思维涵容	超我 社交 表现 不熟悉 无法实现的理想	生理层面： 成长 协调力 异常固着： 性抑制 神经症	对与错的内化： 具体的； 规则僵化的；公平	温暖、亲密、稳定	认同(幻想、理想客体、攻击者、受害者、丧失客体、内摄物)、诱惑攻击者、升华、合理化、反刍、逆恐行为、理智化、社会化、本能化、自我功能抑制
青少年—成人	青少年期					
抽象 判断 异体可塑性 观察自我 自我保护 执行功能	冲动控制 为自我服务的退行 驱力释放能力	身份同一性弥散	生理层面： 性 异常固着： 群体功能运作 自慰 自恋	抽象的权利 外化 崇高的理想 可靠 责任 守时 正义	和解： 不稳定的自体和客体恒常性	理想化、贬低、幽默、压制、具象化、去分化、团体形成、禁欲主义、同性客体选择
成年期						
		丧失繁衍性 丧失功能 融入社会 困难的性格 失能	性和攻击性得到升华和控制		自体和客体恒常性	

附录 4　客体关系理论简史[①]

　　弗洛伊德在其 1914 年论文《论自恋》以及之后关于本能的数篇论文中系统化了"（情感）投注"及其差异，投注指的就是一个人对另一个人情感灌注的强度。亦即从一个量化角度看，人们指向他人的 bezetzung（精力或兴趣）和指向自己身体和心智功能运作的精力/兴趣各有多少？最后，人们是否退行——即将所有关注都转向自己——假设他们最初有能力思考其他人？

　　最初，弗洛伊德试图使用这个理论去解释精神病和其他心智紊乱的区别。他认为精神病中包含了投注的撤回——亦即精神病患者不会将太多能量指向他人。我们今天则会认为是共情和信任能力没有发展。以自体导向为基础的现实判断会蒙蔽精神病患者对于抱持性环境的感受。弗洛伊德也第一个认识到，精神病患者在将兴趣从他人身上撤回并无法检验现实后，可能会使用"重构现实"的机制。弗洛伊德（1914a）关于将力比多投注从外部世界撤回的建构，这部分来自于他对上诉法院法官丹尼尔·史莱伯自传的研究（Freud，1911）。

　　弗洛伊德就"性格"这个概念曾有过挣扎。在《力比多类型》（1932）这篇论文中，他审视了自恋、情欲和冲动类型的性格表现及其不同组合。自恋性的人撤回投注更多，更关注自身。情欲性的人更关注他人。强迫性的人则以防御为基础。他也描述了三种类型的不同组合：自恋—情欲、自恋—强迫、强迫—情欲等。他在这些概念上作了一些尝试，但很难将结构理论运用在理解性格上。

　　哈特曼对于客体关系理论作出了几个重要贡献，包括：

　　1. 心智中形成的对自体和他者的概念受到整合功能的高度影响。

[①]【译注】此处指美国客体关系理论的一些发展历程。

2. 自我**功能**如整合功能、抽象功能以及现实检验功能不同于自体意象，它们也不是防御机制。

使用这些功能的能力被纳入个人看待自己的方式中；但是你怎么看自己也包含了其他由整合功能记住并整合起来的感知觉。客体（通常是其他人）意象也同样如此。

雅各布森（Jacobson，1964）在 40 和 50 年代澄清了人类不只仅由驱力和防御机制组成。驱力活动（弗洛伊德将其描述为指向他人的欲求）其实也受到生命中对与其他人关系的感知和记忆的影响。这些记忆以对自身和对他人的心智意象（自体和客体表征）的形式存储于大脑之中（使用现在的理念理解的话）。雅各布森受到哈特曼的影响，后者认为，整合、现实检验、言语、抽象、观察自我等自我功能被包含在自体意象中，但它们不等于自体意象。

在不同的性心理发展阶段，儿童对于他们的父母有着不同的感受和愿望、不同的感知以及愉快和不愉快的不同关系体验。儿童就和父母的关系形成不同的意象，而这些意象在一段时间内慢慢被整合起来。这样，儿童也就发展起来他们是谁以及他们父母是谁的概念。

此外，客体意象亦即任何情感投注对象（对你重要的人）的意象都包含了爱、恨、超我功能运作、自我功能运作以及相互依附的能力等组成部分——所有这些部分都得到了概念化。

马勒大大地推动了人们对儿童的认识。她长期研究精神病性、自闭性和"平均可预期"的儿童，并得以确定婴幼儿整合自体和他者感知能力的发展路径（从出生到 3 至 3 岁半）。这些能力的发展经历不同阶段，最终才能获得稳定、有组织、区分开的"我"和"你"的概念：即在法语中，对比融合"我""你"概念所说的非融合的"我"和"你"。换言之，这里的"我"和"你"有了区分，得以理解，逐步稳固并施以投注（Mahler，1968；Mahler et al.，1975）。

马勒划分的第一个阶段是正常自闭阶段（0—3 个月），其后很快进入共生阶段（3—5 个月）。这种母婴之间正常的共生状态最终在分离—个体化阶段被部分放弃。分离—个体化阶段覆盖几年时间：（1）孵化期（5—12 个月），（2）实践期（12—16 个月），（3）和解期（16—25 个月）以及（4）不稳定的自体和客体恒常性（25—36 个月）。最终，儿童能够逐渐发展出稳定的"我是我，你是你"的感受：稳定的自体恒常性、稳定的客体恒常性（36 个月之后，但也可能伴随偶尔退行）。养过孩子或治疗过孩子的人应该知道，这些阶段具体到每个儿童身上差异很大，即使他们都属于正常发展的儿童。

　　布洛斯在 60 年代和 70 年代期间以类似的方式重新建构了对青少年时期的理解。青少年同样也会经历一个孵化、实践以及和解并达成最终自体和客体恒常性的过程。在青少年时期，自体更进一步发展，此时还包括了职业、各种能力以及各种价值观（超我更为整合）的概念。青少年晚期以及成年早期，一个人身上发生很多事才能最终建立起自体意象。

　　阿克塔描述了某些特定人格障碍的人所使用的疏远防御。在《断裂的结构》（Akhtar，1992b）和《当身体开口时：运动性线索的心理含义》（1992a）两本书中，他用了相当篇幅综述了弗洛伊德、哈特曼、雅各布森、马勒和克莱默（1979）等人的理论。

附录 5　躺椅上的卡门(比才歌剧人物)

卡门只是一个不知羞耻、魍魉痴迷、选错了下士玩弄的荡妇吗？而唐何塞又只是一个被卡门的性魅力冲昏头脑、又在被她嫌弃之后狂暴发飙的大号童子军吗？

对我这个精神分析师而言，并非如此。自从弗洛伊德提出了他对莱昂纳多·达·芬奇的看法后，精神分析师们就会定期通过推测历史人物和文学人物的潜意识因素来获得乐趣。因此，尽管我们不能直接和"病人"对话以证实或否定我们的结论，但这并不妨碍我们考察歌剧《卡门》中各色人物的潜意识元素并从中获得趣味。

首先来看看唐何塞。他是一个腼腆害羞的人，并不太在意士兵/工厂女孩幽会的"英勇行为"。在第一幕中，卡门将她的花当作"礼物"送给他之前，曾问他在做什么。何塞回答说，"我在给我的发射钉(指他的枪)拴一条链子"。这里就隐藏了他性格中的象征性秘密。他的性欲("发射钉")让他被拴住(捆绑)。更往后些，在第三幕结束时，卡门想要和他分手，他抗拒地说，"不，不，不，我不走!"他也坚称，"将我们拴住的链子也将至死捆绑着我们!"

那么，他为何不和漂亮的邻家女孩米卡爱拉("一颗珍珠")相好，以免除我们三小时的情感施受虐，且不说剧情高潮前漫长的铺垫呢？

当何塞在哨岗第一次遇到米卡爱拉时，何塞看着她的眼睛，他看到了什么？他的母亲!事实上，米卡爱拉给他的亲吻是他母亲托付的，这位母亲在礼拜后吻了米卡爱拉，告诉她说将这个吻转交给何塞("……我将这个吻给你，请将这个吻还给他")。甜蜜啊，意识上何塞很开心，歌唱着他对母亲和家乡的记忆("往昔的回忆")如何让他的心灵充满力量和勇气。但是，潜意识层面，米卡爱拉距离家有点太近了。

何塞感到心情矛盾。他是个做链子的人，但是他想要割断他和母亲之间的链条。这也是他为何没有写信、发邮件，无论是什么……这也是为何他如此感到歉意("他今天忏悔"），以及为什么在卡门的花开放时，他已经在潜意识中准备好去拒绝米卡爱拉，尽管他声称"不用担心，妈妈，我会和她（米卡爱拉）结婚的"。

那么，这个年轻男人会怎样和他母亲分离呢？就像那首乡村歌曲所唱的，"我喜欢有点浪的女人"，何塞选择了卡门——一个不守法、被禁止、性欲化的女人——之后两人形成了一种具有共生风格的依附关系，何塞放弃了自己的身份同一性以表达叛逆并得以和卡门在一起。这种行为会让他母亲不高兴吗？当然了——第三幕中，她就派米卡爱拉再次回来了！

卡门刺伤马努埃丽塔被捕并被送进监狱，她拒绝回答何塞的上级指挥官苏尼哈中尉的审讯问题，之后，她引诱何塞，提出了互惠互利条件。她答应何塞，如果他能帮助她逃脱将她捆绑住的苏尼哈（显然苏尼哈自己对卡门也有企图），那么她就会和何塞在Lillas Pastia 酒馆见面并为他献上一支塞吉迪里亚舞蹈。因为协助卡门逃跑，何塞坐了一阵子牢。等他被放出来后，卡门开始实现当初的承诺，但是何塞却打算离开她（"永别了！"）以避免成为逃兵。但是当苏尼哈再次出现并向卡门求欢时，何塞还是当了逃兵，既放弃了良知，也抛却了身份同一性以逃避因为苏尼哈而失去卡门的痛苦。

那么，卡门自己又是怎样一个人呢？据称，她应该是塞维亚都市最热辣的宝贝。她一开始对何塞讲的笑话也有着性双关含义：当她听说何塞在处理他的发射钉时，她称他为"往我灵魂发射的人！"（类似梅·韦斯特①所唱"嘿，大男孩，你裤兜里揣的是手枪……"的 19 世纪版本。）何塞虽然吃惊，但却对这种"不以为耻"感到很刺激。

卡门一开始被描绘为一个在性和攻击性方面十分冲动的女人。她挑逗所有的士兵，又和马努埃丽塔打架。但很快就可看到，她的疯狂之中也隐藏着某种方法。她在第一幕中告诉苏尼哈，"用刀割我，用火烧我——我都不会告诉你任何事"。有意思的是，她使用"你"②称呼苏尼哈以示不敬（但也在挑逗他）。此外，她主动提及受虐性的折磨，这似乎也吸引了苏尼哈中尉的注意力。之后，他就将卡门捆绑起来，并唱到，"她可真是不错……"；后面到了第二幕中，他就因为性而追求她了。

然而，一方面卡门在苏尼哈这里练习她的魔力，但另一方面她也揭示出她人格中深受第五修正案③的影响：她希望保持绝对的自主和自由，不受任何事、任何人约束，

---

① 【译注】梅·韦斯特（Mae West，1893—1980），美国演员、编剧、歌手、剧作家。
② 【译注】法语中，这种情况下卡门理应使用"您"来表示尊重。
③ 【译注】指美国第五修正案，公民在法律程序中的各种权利，包括有权保持沉默以免提供对自己不利的证词。

男人也好、法律也罢。她唱道，"一切之上，最令人心醉神迷的事情就是自由！"与此同时，她又想和所有垂涎她美色的男人保持着一种有距离的幻想式联结。也就是说，除了获得性快感，她使用她的性魅力还有其他目的：不受社会约束的自由，和男性的幻想式联结，以及与她捕获的男人不断分手来加强令她"如痴如醉"的独立感。

斗牛士埃斯卡米里奥可能和卡门一样自恋。在第三幕中，他对刚刚朝他开枪射击的何塞说，如果不能冒生命危险去见自己的爱人（亦即，卡门），那也不能成为好情人。但是埃斯卡米里奥熟悉卡门这种类型的女人。他唱道，"卡门的事持续不会超过六个月"。

因此，卡门是哈巴涅拉的叛逆小鸟。她意识上渴望自由（自主），但同时又会活现出她被动地顺从屈服的性幻想，例如，她斥责何塞说，"如果你爱过我，那么你当初就会掳我上你的马，将我抢走……"而何塞则对借由米卡爱拉搭起的和母亲的链条心情矛盾，尽管他在意识上认为自己忠诚于母亲（"阿尔卡拉龙骑兵……赤胆忠心"），但潜意识中他渴望成为一个反权威者、自主的性劫匪，不受她们的控制。为了解决这个冲突，他将爱的焦点转向了卡门，却变得和他母亲一样粘人，不允许卡门打碎和他的锁链。

若是不提何塞和卡门的俄狄浦斯情结，恐怕这篇分析也算不上是完整的精神分析论述了。换句话说，性和暴力！歌剧中的两名男性，何塞和埃斯卡米里奥像两头公狮狲一样为占有最美的女人而大打出手。

奇怪的是，何塞的父亲缺席了，但恐怕以象征的形式表现在埃斯卡米里奥这个人物身上。当然，在第三幕中，何塞想要砍杀埃斯卡米里奥（"一场匕首的争斗"）以此来"嘉奖"埃斯卡米里奥对卡门的爱。最终，卡门阻止了何塞刺死埃斯卡米里奥。这个俄狄浦斯男孩没能杀得了自己的父亲。

何塞在之前已经通过忽视母亲、让母亲失望惩罚了他的现实母亲（尽管他对此的内疚导致他在第三幕中母亲临死前回到她身边）。之后，在第四幕中，他处决了卡门（他象征性的母亲），因为她为了"父亲"埃斯卡米里奥抛弃了他。现在，何塞也将遭受处决惩罚，这样也缓解了他对想要占有卡门（母亲）、杀死埃斯卡米里奥（父亲）以及最终杀死卡门（母亲）让任何人（包括父亲在内）都没有机会再拥有她的内疚——这是一种并不罕见的解决俄狄浦斯冲突的紊乱方式。

对于卡门的母亲或父亲，我们一无所知；不过卡门所在烟厂的众多"姐妹"中就有马努埃丽塔（卡门象征性的母亲）。马努埃丽塔将卡门比作苍蝇环绕的驴屁股，暗指她性生活不检点，是个肮脏的婊子，之后卡门就刺伤了马努埃丽塔。在卡门犯下引诱父亲形象（埃斯卡米里奥）的罪后，卡门也被惩罚（由何塞执行）。

卡门也在性方面和其他女孩竞争（来自与母亲及姐妹竞争的置换）。她公开地性诱惑那些父亲替代者（所有的士兵都跟在她后面垂涎），但却实践她所倡导的（"如果你不爱我，那我就会爱上你……"），即挑选了那个"已经有人了"的男人（象征性地代表了父亲）——何塞。然而，一旦卡门"阉割"了何塞，何塞对卡门而言也就不再代表她的父亲了。她贬低何塞，让他回家找他妈妈去。然后转身去追求埃斯卡米里奥，这是个男性化、年纪长的男人，他不会放弃自己的身份。

但卡门对其针对母亲形象（烟厂女孩们、何塞的母亲以及最终的何塞）的竞争性敌意而产生的内疚，以及她对成功获得（父亲形象）埃斯卡米里奥的爱的内疚（"如果你爱我的话，卡门……"），导致她挑衅这个已经在她心中变成母亲形象的何塞来惩罚她，最终促成自己的死亡。

《卡门》既是对年轻人的道德训诫故事，也是所有家长最糟糕的噩梦。我们会担心自己的儿子被性欲望冲昏头脑，需要和母亲分离并产生青少年的反叛冲动。这样，他们就可能落入不好的群体，选择"性格糟糕"的女孩，最终一事无成。我们会担心自己的女儿固着于青春期性体验中愉悦的暴露/自恋部分，结交有问题的朋友来获得独立感，最终卷入和帅气但却叛逆的"坏男孩"的纠缠不清的关系中，受到对方的伤害，也毁了自己的人生。

可以说，《卡门》从某种意义上讲是最糟情形的展现，如同一个最糟情况的噩梦。曲终人散时，我们长舒一口气，毕竟这糟糕的结果没有真的发生在我们身上。我们，这些观众，得以从平凡生活中获得平凡乐趣而无需动用杀戮与处决。

附言 一些声明

本书中，我将我的任务局限在描述防御机制、给予一些相关信息以期能辅助心理工作者的临床实践。我的理论取向包括了自我心理学（哈特曼、弗罗施、贝莱克和科恩伯格关于自我功能和自我力量的概念）、结构理论（弗洛伊德的第三个理论[1]，包括了驱力、超我和防御）、以马勒理论为基础的客体关系理论（分离—个体化及其变化）以及关于妥协形成的当代"冲突理论"（C. Brenner，2002）。

你可能注意到我并没有过多涉及所谓"缺陷—防御争议"（Frosch，1990）的讨论，这是因为我感到功能缺陷和功能抑制这两个概念都同样重要。一些精神分析理论家对于弗洛伊德、哈特曼、弗罗施这一系列分析家发展的自主性自我功能这个概念多有批评（Busch，1995），因此他们可能会质疑我对防御性功能抑制的描述（Freud，1926）。

科胡特的追随者们对于结构理论（包含防御在内）的绝大部分都持异议，他们更倾向于使用与自尊调节相关的内部幻想（"自体客体"）的概念。

克莱茵学派、荣格学派、马斯洛学派、拉康学派以及阿德勒学派都使用各自不同的术语系统，他们对于心智正常与紊乱也有彼此略微不同的概念。在本书中，我并没有尝试将这些不同的理论和防御理论进行对比或对照。

很多精神分析理论**内部**的争议尚未解决，就数量和争议性而言，不同精神分析理

---

① 【原注】弗洛伊德的第一个理论（1895）是神经理论。他的第二个理论（1900 至 1905 年左右）——有时候也被称为水利模型——关乎于精神能量和"潜意识"熔炉。他的第三个理论是结构理论（1923，1926）。他的第四个理论是生本能和死本能的理论（1920—1939）。理论一、二和四已经大部分被摒弃了。

我保留了第二个理论中"初级过程"的概念，这是因为意识中出现过度的初级过程幻想常常意味着更为严重的精神障碍（Hoch & Polatin，1949；Kernberg，1975；Holt，2002），尽管阿洛和布莱纳（Arlow & Brenner，1964）建议我们将初级过程机制仅当作防御操作来考虑。我主要使用的是结构理论中**特定的**一些概念，尽管布莱纳（C. Brenner，2004）认为，由于奥涩的理论间冲突，我们也应该抛弃这个理论。

论之间的辩论绝不亚于精神分析理论和非精神分析理论间的争论。这里我只想说，本书不对这些精神分析内部理论争论以及精神分析理论和非—（或反—）精神分析理论的争执展开讨论。

最后，我也没有提及"生物精神病学"关于焦虑、抑郁和精神病的观点，这是因为我认为当前神经生物学和防御理论之间还不存在交汇之处。（近期创办的新期刊《神经精神分析》及其作者们正在探讨这个议题）我本人倾向于认同诺贝尔奖得主杰拉尔德·埃德尔曼的许多观点（Gerald Edelman，1992），他指出了心智功能运作中底层脑活动的高度复杂性。尽管今天的科学观察者们相信大脑是心灵的器官，并且我们也知道脑部疾病会导致精神现象，但是至今还没有人能够发现**哪怕是一个简单想法**的神经—电—化学基础。即使列文（Levin，2002）精湛地总结了伊伯霍夫特（Iberhauft）在神经免疫系统和学习准备方面的工作，用他本人的话说，很多也都是"推测"。尽管有一些相当具有说服力的统计研究发现，脑脊髓液中血清素和去甲肾上腺素的水平和某些类型的抑郁相关，但到目前为止我们还不太清楚到底是什么脑生化机制导致人们会想那些组成情绪的想法——进而让人们感到孤独、不开心、抱歉或内疚（抑或是快乐）。暂时先不用想着可以从解剖—神经—生理的角度去理解爱、恨、害羞或退行（例如，中年危机买跑车）这样的现象吧。

我很高兴地看到我的一些学生治疗师在他们办公桌旁的墙上贴了各种防御（以及自我功能）的列表。这本书其实也可说是这个列表的些许扩展。

术语和防御机制列表(中英对照)

术语

A

ADHD　注意缺陷多动障碍

affect(s)　情感,情绪

affect-tolerance　情感容受(能力)

aggression　攻击性

aggressive breakdown products　攻击性破裂产物

aggressivization　攻击化

alloplastic adaptation　异体可塑性适应

alternate personalities　替代人格

annihilation anxiety　湮灭焦虑

"as if" personality　"仿佛"人格

automatism　自动行为

autonomous ego function(s)　自主性自我功能

autoplastic adaptation　自体可塑性适应

average-expectable　平均可预期

B

borderline personality　边缘性人格

borderline personality organization　边缘性人格组织

C

castration anxiety　阉割焦虑

cathexis　（情感）投注

character defense　性格防御

chronic fatigue syndrome　慢性疲劳综合征

complementary identification　互补性认同

compromise formation　妥协形成

concordant identification　一致性认同

confrontation　面质

countertransference　反移情

D

day-dream(s)　白日梦

defense(s)　防御

defense mechanism(s)　防御机制

defensive operation(s)　防御操作

defusion　去融合

depersonalization　去人格化

derealization　失真实感

E

economic theory　经济理论

ego-fragmentation anxiety　自我瓦解焦虑

ego function　自我功能

ego ideal　自我理想

ego interest　自我兴趣

ego strength　自我力量

ego weakness　自我弱点/自我虚弱

empathic attunement　共情性协调

established pathological mourning　既定病理性哀伤

erotization 情欲化

F

False Memory Syndrome 虚假记忆综合征

first genital phase 第一生殖器期/第一性器期

G

grandiose self 夸大自体

H

hypomania 轻躁狂

hysteria 歇斯底里

I

identification 认同

identity （身份）同一性

identity diffusion （身份）同一性弥散

illusion(s) 幻象

image 意象

impulse control 冲动控制

incorporate/incorporation 纳入（自身）

instinctualization 本能化

introject 内摄物

L

latency 潜伏期

libido 力比多

libidinization 力比多化

low-keyedness 低基调

M

mental agency（agencies） 心理机构

mental function(s) 心智功能

mental representation 心智表征

Munchausen Syndrome by Proxy 代理孟乔森综合征

N

narcissistic injury 自恋受损

O

object cathexis 客体灌注

object constancy 客体恒常性

object representation 客体表征

observing ego 观察自我

Oedipus complex 俄狄浦斯情结

omnipotence 全能(感)

optimal distance 最佳人际距离

overdetermination 多因素决定

P

penis awe 阴茎敬畏

phallic-narcissistic 阳具—自恋

polymorphous perverse 多形态倒错

posthypnotic suggestion 催眠后暗示

preconscious automatism 前意识自动行为

primary process 初级过程

principle of multiple function 多重功能原则

proprioception 本体知觉

pseudoseizure 假性癫痫发作

psychological mother 心理意义上的母亲

psychopathy　精神病态

psychosis　精神病

psychosomatic object-relationship　精神躯体式客体关系

purposive directedness　目的指向

R

rapprochement　和解（亚阶段）

reactive depression　反应性抑郁

reality testing　现实检验

regression　退行

regression in the service of the ego　服务自我而退行

reinstinctualization　再本能化

relationship to reality　和现实的关系；与现实关系

resistance　阻抗

resistance to resistance　对阻抗的阻抗

S

secondary process　次级过程

secondary process thinking　次级过程思维

second genital phase　第二生殖器期/第二性器期

self-image　自体意象

self-dissolution（anxiety）　自体分解（焦虑）

selfobject　自体客体

self-object fusion anxiety　自体—客体融合焦虑

separation-individuation　分离—个体化

sexualization　性欲化

signal affect　信号情绪

split off　解离掉

suicidal ideation　自杀意念

superego　超我

survivor guilt 幸存者内疚

symbiotic phase 共生阶段

T

therapeutic alliance 治疗联盟

thought content 想法/思维内容

Tourette's Syndrome 抽动秽语综合征

trial interpretation 试探性诠释

W

Wernicke-Korsakoff Syndrome 威尔尼克—科萨科夫综合征

whole object 完整客体

working alliance 工作联盟

防御机制列表

1. projection 投射

2. introjection 内摄

3. hallucination 幻觉

4. projective identification 投射性认同

5. projective blaming 投射性指责

6. denial 否认

   1）denial per se 本质否认

   2）denial in deed 行为否认

   3）denial in fantasy 幻想否认

   4）denial by words 言语否认

7. dedifferentiation（self-object fusion） 去分化（自体—客体融合）

8. splitting 分裂

9. animism 泛灵化

10. deanimation 去生命化

11. reaction-formation　反向形成

12. undoing and rituals　撤销和仪式化

13. isolation (of affect)　(情感)隔离

14. externalization　外化

15. turning on the self　转向自身

16. negativism　消极主义

17. compartmentalization　分隔处理

18. hostile aggression　敌意攻击

19. displacement　置换

20. symbolization　象征化

21. condensation　凝缩

22. illusion formation or daydreaming　幻象形成/白日梦

23. prevarication/lying　搪塞/说谎

24. confabulation　虚构

25. repression　潜抑

26. negative hallucination　负性幻觉

27. libidinal regression (psychosexual regression)　力比多退行(性心理退行)

28. ego regression　自我退行

29. temporal regression　时间退行

30. topographic regression　地形学退行

31. suppression　压制

32. identification with a fantasy　认同幻想

33. identification with parents' unconscious or conscious wishes/fantasies　认同家长潜意识或意识愿望/幻想

34. identification with the ideal image or object　认同理想意象或客体

35. identification with the aggressor　向攻击者认同

36. identification with the victim　向受害者认同

37. Identification with the lost object　认同丧失客体

38. identification with the introject　认同内摄物

39. seduction of the aggressor　诱惑攻击者

40. sublimation　升华

41. inviting punishment/provocation　邀请惩罚/挑衅/挑逗

42. rationalization　合理化

43. rumination　穷思竭虑

44. counterphobic behavior　对抗恐惧行为/逆恐行为

45. intellectualization　理智化

46. socialization & distancing　社会化与保持距离

47. instinctualization of an ego function　自我功能的本能化

48. inhibition of an ego function　自我功能抑制

49. idealization　理想化

50. devaluation　贬低

51. humor　幽默/玩笑

52. concretization　具象化

53. disidentification　不认同

54. group formation　团体形成

55. asceticism　禁欲主义

56. ipsisexual object choice　同性客体选择

57. one affect versus another　以一种情绪对抗另一种情绪

58. hyperabstraction　高度抽象化

59. reticence　缄默

60. garrulousness　喋喋不休

61. distancing/avoidance　疏远/回避

62. passivity　被动

63. grandiosity　自大

64. passive to active　变被动为主动

65. somatization　躯体化

66. normalization　正常化

67. dramatization　戏剧化

68. impulsivity　冲动化

69. substance abuse　物质滥用

70. clinging   黏附

71. whining   哀怨

72. pseudoindependence   假性独立

73. pathological altruism   病理性利他

74. gaslighting   心理操纵（点煤气灯）

75. minimization   最小化

76. exaggeration   夸大

77. generalization   泛化

78. reconstruction of reality   重构现实

79. transference   移情

80. dissociation   解离

81. photophobia   恐光

82. apathy   情感淡漠

83. intimidation of others-bullying   恐吓他人——霸凌

84. compensation for deficiencies   补偿不足

85. psychogenic tic   心因性抽动

86. introspection   内省

87. qualified agreement   有保留的同意

88. instinctualization of an ego weakness   自我弱点的本能化

89. inauthenticity   不真实

90. hyper-rationality 超理性

91. vagueness   含糊其辞

92. hyper-aestheticism   超唯美主义

93. glibness   油滑

94. physical violence   躯体暴力

95. identification with the injured object   向受伤客体认同

96. formal regression   形式退行

97. hypervigilance   高度警觉

98. temporal displacement to the future   时间上置换到未来

99. fatigue   疲劳

100. frankness 直率

101. turning self-criticism onto the object 将自我批评转向客体

102. workaholism 工作狂

103. laziness 懒惰

104. pathological optimism 病理性乐观

105. pathological pessimism 病理性悲观

106. hypomania 轻躁狂

107. Keeping top-notch scores 考试成绩拔尖

参考文献

Aarons, Z. (1958). Notes on a case of *maladie des tics*. *Psychoanalytic Quarterly*, *27*, 194 – 204.

Abend, S. (1975). An analogue of negation. *Psychoanalytic Quarterly*, *44*, 631 – 637.

Abend, S. (1982). Reality testing as a clinical concept. *Psychoanalytic Quarterly*, *51*, 218 – 238.

Abend, S., Willick, M., & Porder, M. (1983). *Borderline patients: Clinical perspectives*. Madison, CT: International Universities Press.

Aberson, H., & Englander, O. (1941). *Dumbo*. http://us.imdb.com/Title? 0033563.

Abraham, K. (1913). Transformations of scoptophilia. In *Selected papers on psychoanalysis*. Translated by Bryan, D., & Strachey, A. London: The Hogarth Press, 1948, pp. 169 – 234.

Ackerman, N., & Jahoda, M. (1948). The dynamic basis of anti-semitic attitudes. *Psychoanalytic Quarterly*, *17*, 240 – 260.

Aiken, C. (1974). *Silent snow, secret snow*. Woodstock, IL: Dramatic Publishing.

Akhtar, S. (1992a). Tethers, orbits and invisible fences: Clinical, developmental, sociocultural, and technical aspects of optimal distance. In S. Kramer & S. Akhtar (Eds.), *When the body speaks: Psychological meanings in kinetic cues*. Northvale, NJ: Aronson.

Akhtar, S. (1992b). *Broken structures*. Northvale, NJ: Aronson.

Akhtar, S. (1994). Object constancy and adult psychopathology. *International Journal of Psychoanalysis*, *75*, 441 – 455.

Akhtar, S. (1996). "Someday …" and "If only …" fantasies: Pathological optimism and inordinate nostalgia as related forms of idealization. *Journal of the American Psychoanalytic Association*, *44*, 723 – 753.

Akhtar, S. (2001). *Why do patients attempt suicide on Friday nights*? Presentation to Department of Psychiatry, U. S. Navy Medical Center, Portsmouth, VA.

Alexander, F. (1930). The neurotic character. *International Journal of Psychoanalysis*, *11*, 292 – 311.

Almansi, R. (1961). Abstract of Recamier, P. (1957) L'Evolution Psychiatrique III. From anxiety to mania. Clinical and psychological study of mania in its relationship to depression. *Psychoanalytic Quarterly*, *30*,156.

Alpert, A. (1959). Reversibility of pathological fixations associated with maternal deprivation in infancy. *Psychoanalytic Study of the Child*, *14*,169 – 185.

Alpert, A., & Bernstein, I. (1964). Dynamic determinants in oral fixation. *Psychoanalytic Study of the Child*, *19*,170 – 195.

Anthony, E. (1961). Panel reports — learning difficulties in childhood. *Journal of the American Psychoanalytic Association*, *9*,124 – 134.

Arlow, J. (1971). Character perversion. In I. Marcus (Ed.), *Currents in psychoanalysis*. New York: International Universities Press.

Arlow, J., & Brenner, C. (1964). *Psychoanalytic concepts and the structural theory*. New York: International Universities Press.

Armstrong, J. (1994). Reflections on multiple personality disorder as a developmentally complex adaptation. *Psychoanalytic Study of the Child*, *49*,349 – 364.

AROPA (Asociatia Romana Pentru Promovarea Psihanalizei) (2002). *Sigmund Fredu – Biography*: *I. Childhood*. http://freudnet. tripod. com/biography. html.

Asch, S. (1982). Review of Hans Loewald's *Psychoanalysis and the bistory of the individual*. New Haven, CT: Yale University. Press, 1978. *Journal of the American Psychoanalytic Association*, *30*,265 – 275.

Balint, M. (1955). Friendly expanses — horrid empty spaces. *International Journal of Psycho-Analysis*, *36*,225 – 241.

Barglow, P., & Sadow, L. (1971). Visual perception: Its development and maturation from birth to adulthood. *Journal of the American Psychoanalytic Association*, *19*,433 – 450.

Baruch, D. (1952). *One little boy*. New York: Julian Press. Reviewed by Sperling, M. (1953) in *Psychoanalytic Quarterly*, *22*,115.

Bass, A. (1997). The problem of concreteness. *Psychoanalytic Quarterly*, *66*,642 – 682.

Bates, J., Bentler, P., & Thompson, S. (1979). Gender deviant boys compared with normal and clinical control boys. *Journal of Abnormal Child Psychology*, *7*,243 – 259.

Beck, A., & Steer, R. (1988). *Beck Hopelessness Scale* (*BHS*). The Psychological Corporation-HBJ. http://www. suicide-parasuicide. rumos. com/en/resources/psychological_ tests/index. htm, 2002.

Bellak, L. (1989). *Ego Function Assessment* (EFA). Larchmont, NY: C. P. S.

Bellak, L., Hurvich, M., & Gediman, H. (1973). *Ego functions in schizophrenics*, *neurotics*, & *normals*. New York: John Wiley & Sons.

Bellak, L., & Meyers, B. (1975). Ego function assessment and analyzability. *International Review of Psycho-Analysis*, *2*,413 – 427.

Bender, L. (1944). As quoted in Mahler, M. (1944) Tics and impulsions in children: A study of motility. *Psychoanalytic Quarterly*, *13*,430.

Bergmann, M. (1995). The nature and function of a pathological oedipal constellation in a female patient. *Psychoanalytic Quarterly*, *64*, 517 – 532.

Berliner, B. (1947). On some psychodynamics of masochism. *Psychoanalytic Quarterly*, *16*, 459 – 471.

Blackman, J. (1987). Character traits underlying self-neglect and their connection with heart disease. *Journal of the Louisiana State Medical Society*, *139*(2), 31 – 34.

Blackman, J. (1991a). Instinctualization of ego functions and ego defects in male homosexuals: Implications for psychoanalytic treatment. In V. Volkan & C. Socarides (Eds.), *The homosexualities & the therapeutic process*. Madison, CT: International Universities Press.

Blackman, J. (1991b). Intellectual dysfunction in abused children. *Academy Forum*, *35*, 7 – 10.

Blackman, J. (1994). Psychodynamic techniques during urgent consultation interviews. *Journal of Psychotherapy Practice & Research*, *3*, 194 – 203.

Blackman, J. (1997). Teaching psychodynamic technique during an observed analytic psychotherapy interview. *Academic Psychiatry*, *35*, 148 – 154.

Blackman, J. (2000). *Bizet's Carmen on the couch*. Norfolk, VA: Virginia Opera Voice.

Blackman, J. (2001). On childless stepparents. In S. Cath & M. Shopper (Eds.), *Stepparenting: Creating and recreating families in America today* (pp. 168 – 182). Hillsdale, NJ: The Analytic Press.

Blackman, J. (2002). *DCM: Diagnostic & Clinical Manual of disturbances in mental functioning*. Norfolk, VA: Colley Press.

Blackman, J. (2003). Dynamic supervision concerning a patient's request for medication. *Psychoanalytic Quarterly*, *72*, 469 – 475.

Blatt, S. (1992). The differential effect of psychotherapy and psychoanalysis with anaclitic and introjective patients: The Menninger Psychotherapy Research Project revisited. *Journal of the American Psychoanalytic Association*, *40*, 691 – 724.

Blatt, S., McDonald, C., & Sugarman, A. (1984). Psychodynamic theories of opiate addiction: New directions for research. *Clinical Psychology Review*, *4*, 159 – 189.

Blatt, S., Rounsaville, B., Eyre, S. et al. (1984). The psychodynamics of opiate addiction. *Journal of Nervous & Mental Disease*, *172*, 342 – 352.

Bleuler, E. (1969). *Dementia praecox or the group of schizophrenias*. New York: International Universities Press. (Original work published 1911)

Blos, P. (1962). *On adolescence*. New York: International Universities Press.

Blos, P. (1979). Concretization in adolescence. In *The adolescent passage*. New York: International Universities Press.

Blum, H. (1979) The curative and creative aspects of insight. *Journal of the American Psychoanalytic Association*, *278*, 41 – 70.

Blum, H. (1981). Object inconstancy and paranoid conspiracy. *Journal of the American Psychoanalytic Association*, *29*, 789 – 813.

Blum, H. (1982). The transference in psychoanalysis and psychotherapy. *Annual of Psychoanalysis*, *10*, 117 – 138.

Blum, H. (1992). Clinical and developmental dimensions of hate. *Journal of the American Psychoanalytic Association*, 45, 359 – 376.

Blum, H. (1994a). The erotic transference: contemporary perspectives. *Psychoanalytic Inquiry*, 14, 622 – 635.

Blum, H. (1994b). The conceptual development of regression. *Psychoanalytic Study of the Child*, 49, 60 – 79.

Blum, H. (1996). Seduction trauma: Representation, deferred action, and pathogenic development. *Journal of the American Psychoanalytic Association*, 44, 1147 – 1164.

Bogdanovich, P. , Director. (1971). *The last picture show*. http://www. filmsite. org/lastp. html.

Bornstein, B. (1951). On latency. *Psychoanalytic Study of the Child*, 6, 279 – 285.

Boyer, B. (1971). Psychoanalytic technique in the treatment of certain characterological and schizophrenic disorders. *International Journal of Psycho-Analysis*, 52, 67 – 85.

Brenner, C. (1959). The masochistic character: Genesis and treatment. *Journal of the American Psychoanalytic Association*, 7, 197 – 226.

Brenner, C. , Reporter (1975). Alterations in defenses during psychoanalysis. *The Kris Study Group of the New York Psychoanalytic Institute*, *Monograph VI*. New York: International Universities Press.

Brenner, C. (1982a). *The mind in conflict*. Madison, CT: International Universities Press.

Brenner, C. (1982b). The concept of the superego: A reformulation. *Psychoanalytic Quarterly*, 51, 501 – 525.

Brenner, C. (2002). Conflict, compromise formation, and structural theory. *Psychoanalytic Quarterly*, 71, 397 – 418.

Brenner, I. (1996). On trauma, perversion, and "multiple personality." *Journal of the American Psychoanalytic Association*, 44, 785 – 814.

Brenner, I. (2001). *Dissociation*. Presentation to the Annual Meeting of the Virginia Psychoanalytic Society, Charlottesville, VA.

Breuer, J. , & Freud, S. (1971). *Studies on Hysteria* (1893 – 1895). *Standard edition of the complete psychological works of Sigmund Freud*, 2, 1 – 309. London: MacMillan. (Original work published 1895).

Brown, M. W. (1942). *The runaway bunny*. New York: Harper Collins.

Buie, D. (1981). Empathy: Its nature and limitations. *Journal of the American Psychoanalytic Association*, 29, 281 – 307.

Busch, F. (1997). Understanding the patient's use of free association: An ego psychological approach. *Journal of the American Psychoanalytic Association*, 45, 407 – 424.

Calef, V. , & Weinshel, E. (1981). Some clinical consequences of introjection: Gaslighting. *Psychoanalytic Quarterly*, 50, 44 – 66.

Card, O. S. (1991). *Ender's Game*. New York: Tom Doherty Associates. (Original work published 1977).

Carlson, D. (1977). Dream mirrors. *Psychoanalytic Quarterly*, 46,38－70.

Carlson, R. (2002). *Don't sweat the small stuff* (book series). New York: Don't Sweat Press, Division of Hyperion Books. http://www. crimsonbird. com/books/dontsweat. htm.

Cassem, N. (1988). The person confronting death. In A. Nicholi, Jr. (Ed.), *The new Harvard guide to psychiatry*. Cambridge, MA: The Belknap Press of Harvard University Press.

Cath, S. (1986). Fathering, infancy to old age: Overview of recent psychoanalytic contributions. *Psychoanalytic Review*, 73,469－479.

Cath, S. , Kahn, A. , & Cobb, N. (1977). *Love and hate on the tennis court: How hidden emotions affect your game*. New York: Charles Scribner's Sons.

Coates, S. , & Person, E. (1985). Extreme boyhood femininity: Isolated finding or pervasive disorder? *Journal of the American Academy of Child & Adolescent Psychiatry*, 24, 702－709.

Coen, S. (1981). Sexualization as a predominant mode of defense. *Journal of the American Psychoanalytic Association*, 29,893－920.

Compton, A. , Reporter. (1975). Aspects of psychoanalytic intervention. *The Kris Study Group of the New York Psychoanalytic Institute*, *Monograph VI*. New York: International Universities Press.

Cukor, G. , Director. (1944). *Gaslight*. Warner Brothers. http://www. filmsite. org/gasl. html.

Cutter, F. (2002). *Suicide prevention triangle* (Chapter 5: Assessment). http://www. suicidepreventtriangle. org/Suichap5. htm.

Davis, T. , Gunderson, J. , & Myers, M. (1999). Borderline personality disorders. In D. Jacobs (Ed.), *The Harvard Medical School guide to suicide assessment and intervention*. San Francisco: Jossey-Bass.

Dean, J. (1976). *Blind ambition*. New York: Simon and Schuster.

Deutsch, F. (1959). *On the mysterious leap from the mind to the body*. New York: International Universities Press.

Deutsch, H. (1965). Some forms of emotional disturbance and their relationship to schizophrenia. In *Neuroses and character types: Clinical psychoanalytic studies* (pp. 262－281). New York: International Universities Press. (Original work published 1942)

Dorpat, T. (1976). Structural conflict and object relations conflict. *Journal of the American Psychoanalytic Association*, 24,855－874.

Dorpat, T. (1984). *Denial and defense in the therapeutic situation*. Northvale, NJ: Aronson.

Dorpat, T. (2000). *Gaslighting, the double-whammy, interrogation, and other methods of covert control in psychotherapy and analysis*. Northvale, NJ: Aronson.

Dorpat, T. , & Boswell, J. (1964). An evaluation of suicidal intent in suicide attempts. *Comprehensive Psychiatry*, 4,117.

Easser, R. (1974). Empathic inhibition and psychoanalytic technique. *Psychoanalytic Quarterly*, 43,557－580.

Edelman, G. (1992). *Bright air, brilliant fire*. New York: Basic Books.

Erikson, E. (1950). *Childhood and society*. New York: W. W. Norton.

Erikson, E. (1968). *Identity: Youth and crisis*. London: Faber & Faber.

Escoll, P. (1992). Vicissitudes of optimal distance through the life cycle. In S. Kramer & S. Akhtar (Eds.), *When the body speaks: Psychological meanings in kinetic cues*. Northvale, NJ: Aronson.

Esman, A. (1983). The "stimulus barrier": A review and reconsideration. *Psychoanalytic Study of the Child*, 38, 193 - 207.

Everything Preschool. (2002). Review of *The runaway bunny*. http://www. everythingpreschool. com/book/book23. htm.

Feder, S. (1974). On being frank. *International Review of Psycho-Analysis*, 1, 277 - 281.

Feigenbaum, D. (1937). Depersonalization as a defense mechanism. *Psychoanalytic Quarterly*, 6, 4 - 11.

Feighner, J. P. , Robins, E. , Guze, S. B. , Woodruff, R. A. , Winokur, G. , & Muñoz, R. (1972). Diagnositc criteria for use in psychiatric research. *Archives of General Psychiatry*, 26, 57 - 63.

Ferenczi, S. (1922). The symbolism of the bridge. *International Journal of Psycho-Analysis*, 3, 163 - 168.

Fogel, G. (1995). Psychological-mindedness as a defense. *Journal of the American Psychoanalytic Association*, 43, 793 - 822.

Freedman, A. , & Kaplan, H. (1967). *Comprehensive textbook of psychiatry*. Baltimore: Williams & Wilkins.

Freeman, T. (1962). Narcissism and defensive processes in schizophrenic states. *International Journal of Psycho-Analysis*, 43, 415 - 425.

Freud, A. (1936). *The ego and the mechanisms of defense*. New York: International Universities Press.

Freud, A. (1956). The concept of developmental lines. In *Normality and pathology in childhood*. New York: International Universities Press.

Freud, A. (1992). Love, identification, and superego. In J. Sandler (Ed.), *The Harvard Lectures, Anna Freud*. Madison, CT: International Universities Press. (Original work published 1952)

Freud, A. , Nagera, H. , & Freud, W. E. (1979). Metapsychological assessment of the adult personality: The adult profile. In R. Eissler, A. Freud, M. Kris, & A. Solnit (Eds.), *An anthology of the psychoanalytic study of the child — Psychoanalytic assessment: The diagnostic profile*. New Haven, CT & London: Yale University Press. (Original work published 1965)

Freud, S. (1893). A case of successful treatment of hypnotism. *Standard Edition of the complete psychological works of Sigmund Freud*, 1, 113 - 128. London: MacMillan.

Freud, S. (1894). The neuro-psychoses of defence. *Standard Edition*, 3, 45 - 61.

Freud, S. (1895). *Project for a scientific psychology. Standard Edition*, 1, 295 – 391.

Freud, S. (1900a). *The interpretation of dreams*, Parts I & II. *Standard Edition*, 4, 1 – 338 & 5, 339 – 625.

Freud, S. (1900b). *The interpretation of dreams*, Chapter V-b. *Infantile experiences as the source of dreams*. http://www. psywww. com/books/interp/chap05b. htm.

Freud, S. (1905). Three essays on the theory of sexuality. *Standard Edition*, 7, 130 – 243.

Freud, S. (1911). Psycho-analytic notes on an autobiographical account of a case of paranoia. *Standard Edition*, 12, 3 – 82.

Freud, S. (1913). Animism, magic and omnipotence of thoughts. In *Totem and taboo. Standard Edition*, 13, 75 – 99.

Freud, S. (1914a). On narcissism: An introduction. *Standard Edition*, 14, 73 – 102.

Freud, S. (1914b). Remembering, repeating and working through. *Standard Edition*, 12, 147 – 156.

Freud, S. (1916). Some character-types met with in psycho-analytic work. *Standard Edition*, 14, 311 – 333.

Freud, S. (1917). Mourning and melancholia. *Standard Edition*, 14, 237 – 258. (Original work published 1915)

Freud, S. (1921). *Group Psychology and the Analysis of the Ego. Standard Edition*, 18, 69 – 143.

Freud, S. (1923). *The ego and the id. Standard Edition*, 19, 12 – 66.

Freud, S. (1926). *Inhibitions, symptoms & anxiety. Standard Edition*, 20, 77 – 178.

Freud, S. (1932). Libidinal types. *Psychoanalytic Quarterly*, 1, 3 – 6.

Freud, S. (1937). Analysis terminable and interminable. *Standard Edition*, 23, 216 – 253.

Frosch, J. (1964). The psychotic character: Clinical psychiatric considerations. *Psychiatric Quarterly* 38: 1 – 16.

Frosch, J. (1966). A note on reality constancy. In: R. Loewenstein, L. Newman, M. Schur, & A. Solnit (Eds.), *Psychoanalysis: A General Psychology — Essays in honor of Heinz Hartmann* (pp. 349 – 376). New York: International Universities Press.

Frosch, J. (1970). Psychoanalytic considerations of the psychotic character. *Journal of the American Psychoanalytic Association*, 18, 24 – 50.

Frosch, J. (1983). *The psychotic process*. New York: International Universities Press.

Frosch, J. (1990). *Psychodynamic psychiatry: Theory and practice*, Vols. 1 & 2. Madison, CT: International Universities Press.

Gabbard, G. (1994). *Psychodynamic psychiatry in clinical practice: The DSM-IV edition*. Washington, DC: The Analytic Press.

Galenson, E., & Roiphe, H. (1971). Impact of early sexual discoveries on mood, defensive organization, symbolization. *Psychoanalytic Study of the Child*, 26, 195 – 216.

Gardner, R. (1994). You're not a paranoid schizophrenic; you only have multiple personality disorder. *Academy Forum*, 38 (3), 11 – 14.

Garma，A. (1969). Present thoughts on Freud's theory of dream hallucination. *International Journal of Psycho-Analysis*, 50,485 - 494.

Gilligan，C. (1980). Effects of social institutions on the moral development of children and adolescents. *Bulletin of the Menninger Clinic*, 44,498 - 516.

Gillman，R. (1994). Narcissistic defense and learning inhibition. *Psychoanalytic Study of the Child*, 49,175 - 189.

Glasser，M. (1992). Problems in the psychoanalysis of certain narcissistic disorders. *International Journal of Psycho-Analysis*, 73,493 - 504.

Glover，E. (1955). *The technique of psychoanalysis*. New York: International Universities Press.

Glover，E. (1964). Aggression and sado-masochism. In I. Rosen (Ed.), *Pathology and treatment of sexual deviation* (pp. 146 - 162). London: Oxford.

Goldberg，A. (1976). Discussion of the paper by C. Hanly and J. Masson: A critical examination of the new narcissism. *International Journal of Psycho-Analysis*, 57,67 - 70.

Goldberger，M. (1988). The two-man phenomenon. *Psychoanalytic Quarterly*, 57,229 - 233.

Goldstein，W. (1997). *Beginning psychotherapy*. New York: Brunner/Mazel.

Gorelik，B. (1931). Certain reaction-formations against oral impulses. *International Journal of Psycho-Analysis*, 12,231 - 232.

Gray，P. (1994). *The ego and the analysis of defense*. Northvale，NJ: Aronson.

Greenacre，P. (1956). Experiences of awe in childhood. *Psychoanalytic Study of the Child*, 11,9 - 30.

Greenson，R. (1949). The psychology of apathy. *Psychoanalytic Quarterly*, 18,290 - 302.

Greenson，R. (1965). The working alliance and the transference neurosis. *Psychoanalitic Quarterly*, 34,155 - 181.

Greenson，R. (1967). *The technique and practice of psychoanalysis*. New York: International Universities Press.

Greenson，R. (1968). Disidentifying from mother. *International Journal of Psycho-Analysis*, 49,370 - 374.

Hamilton，N. G. (1990). *Self and others: Object relations theory in practice*. Northvale，NJ: Aronson.

Harley，M. , & Sabot，L. (1980). Conceptualizing the nature of the therapeutic action of child analysis. *Journal of the American Psychoanalytic Association*, 28,161 - 179.

Hartmann，H. (1939). *Ego psychology and the problem of adaptation*. New York: International Universities Press.

Hartmann，H. (1981). Comments on the psychoanalytic theory of the ego. In *Essays on ego psychology* (pp. 113 - 141). New York: International Universities Press. (Original work published 1950).

Hartmann，H. (1953). Contribution to the metapsychology of schizophrenia. *Psychoanalytic Study of the Child*, 8,177 - 198.

Hartmann, H. (1955). Notes on the theory of sublimation. *Psychoanalytic Study of the Child*, *10*, 9 – 30.

Hoch, P., & Polatin, P. (1949). Pseudoneurotic forms of schizophrenia. *Psychiatric Quarterly*, *23*, 248 – 276.

Holliman, J. (1996). *McFarlane: Embarrassment may have caused Boorda's suicide*. http:// europe. cnn. com/US/9605/17/fatal. flaw/

Holocaust Educational Research. (2002). http://www. nizkor. org.

Holt, R. (2002). Quantitative research on the primary process: Method and findings. *Journal of the American Psychoanalytic Association*, *50*, 457 – 482.

Hopkins, T. (1910). *Women Napoleon loved*. Eveleigh Nash. http://www. ddg. com/LIS/ InfoDesignF97/aim/desiree. html.

Howard, P. (1996). *The death of common sense: How law is suffocating America*. New York: Warner Books.

Jackson, M. (1987). *The way you make me feel*. http://www. michaeljackson. com/video/ Way. ram.

Jacobs, D. (Ed.). (1999). *The Harvard Medical School guide to suicide assessment and intervention*. San Francisco: Jossey-Bass.

Jacobs, D., Brewer, M., & Klein-Benheim, M. (1999). Suicide assessment: An overview and recommended protocol. In D. Jacobs (Ed.), *The Harvard Medical School guide to suicide assessment and intervention*. San Francisco: Jossey-Bass.

Jacobson, E. (1957). Normal and pathological moods: Their nature and functions. *Psychoanalytic Study of the Child*, *12*, 73 – 113.

Jacobson, E. (1964). *The self and the object world*. New York: International Universities Press.

Jewison, N., Director (1982). *Best friends*. Warner Brothers. http://www. citypaper. com/ 1999 – 12 – 01/rewind. html.

Johnson, A., & Szurek, S. (1952). The genesis of antisocial acting out in children and adolescents. *Psychoanalytic Quarterly*, *21*, 323 – 343.

Jones, E. (1942). The concept of a normal mind. *International Journal of Psycho-Analysis*, *23*, 1 – 8.

Jones, R. A. (1986). *Emile Durkheim: An introduction to four major works*. Beverly Hills, CA: Sage. http://www. relst. uiuc. edu/durkheim/Summaries/suicide. html, 2002.

Kanzer, M. (1953). Past and present in the transference. *Journal of the American Psychoanalytic Association*, *1*, 144 – 154.

Kaplan, D. (1990). Some theoretical and technical aspects of gender and social reality in clinical psychoanalysis. *Psychoanalytic Study of the Child*, *45*, 3 – 24.

Kaplan, E. H., & Blackman, L. (1969). The husband's role in psychiatric illness associated with childbearing. *Psychiatric Quarterly*, *43*, 396 – 409.

Karpman, B. (1949). From The autobiography of a liar: Toward the clarification of the problem of psychopathic states, Part II. *Psychiatric Quarterly*, *23*, 497 – 521. Abstracted by Biernoff, J. (1951) in *Psychoanalytic Quarterly*, *20*, 151 – 152.

Kasdan, L. (1981). *Body heat*. http://www. suntimes. com/ebert/ebert_reviews/1999/01/body0929. html.

Kaslow, N. , Reviere, S. , Chance, S. , Rogers, J. , Hatcher, C. , Wasserman, F. , Smith, L. , Jessee, S. , James, M. , & Seelig, B. (1998). An empirical study of the psychodynamics of suicide. *Journal of the American Psychoanalytic Association*, *46*, 777 – 796.

Kaywin, L. (1966). Problems of sublimation. *Journal of the American Psychoanalytic Association*, *14*, 313 – 334.

Kernberg, O. (1975). *Borderline conditions and pathological narcissism*. New York: Aronson.

Kernberg, O. (1984). *Severe personality disorders: Psychotherapeutic strategies*. New Haven/London: Yale University Press.

Kitayama, O. (1991). The wounded caretaker and guilt. *International Review of Psycho-Analysis*, *18*, 229 – 240.

Kluft, R. (1985). The natural history of multiple personality disorder. In R. Kluft (Ed.), *Childhood antecedents of multiple personality* (pp. 197 – 238). Washington, DC: American Psychiatric Press.

Knight, R. (1942). Intimidation of others as a defense against anxiety. *Bulletin of the Menninger Clinic*, *6*, 4 – 14. Abstracted by Greenson, R. (1943) in *Psychoanalytic Quarterly*, *12*, 443.

Knight, R. (1986). Borderline states. In M. Stone (Ed.), *Essential papers on borderline disorders: 100 years at the border*. New York: New York University Press. (Original work published 1954)

Kohut, H. (1959). Introspection, empathy, and psychoanalysis: An examination of the relationship between mode of observation and theory. *Journal of the American Psychoanalytic Association*, *7*, 459 – 483.

Kohut, H. (1971). *The analysis of the self*. New York: International Universities Press.

Kramer, S. (1979). The technical significance and application of Mahler's separation-individuation theory. *Journal of the American Psychoanalytic Association*, *27*(S), 241 – 262.

Kramer, S. (1983). Object-coercive doubting: A pathological defensive response to maternal incest. *Journal of the American Psychoanalytic Association*, *31*S, 325 – 351.

Kramer, S. (1992). Nonverbal manifestations of unresolved separation-individuation in adult psychopathology. In S. Kramer & S. Akhtar (Eds.), *When the body speaks: Psychological meanings in kinetic cues*. Northvale, NJ: Aronson.

Kris, E. (1952). *Psychoanalytic explorations in art*. New York: International Universities Press.

Kubie, L. , & Israel, H. (1955). "Say you're sorry." *Psychoanalytic Study of the Child*, *10*, 289 – 299.

Lachmann, F. , & Stolorow, R. (1976). Idealization and grandiosity: Developmental considerations and treatment implications. *Psychoanalytic Quarterly*, 45,565 – 587.

Lampl-de-Groot, J. (1966). Some thoughts on adaptation and conformism. In R. Loewenstein, L. Newman, M. Schur, & A. Solnit (Eds.), *Psychoanalysis — A general psychology. Essays in honor of Heinz Hartmann* (pp. 190 – 221). New York: International Universities Press.

Langs, R. (1973). *The technique of psychodynamic psychotherapy*. Northvale, NJ: Aronson.

Launer, D. (1992). *My Cousin Vinny*. http://www. foxhome. com/capsule/vinny. htm.

Laurents, A. , Bernstein, L. , Sondheim, S. , & Robbins, J. (1956). *West side story*. New York: Random House.

LeRoy, M. (1961). *A majority of one*. http://www. rottentomatoes. com/m/AMajorityofOne-1045419/about. php.

Levin, F. (2002). The neuroimmune network and its relevance to psychoanalysis. *Psychoanalytic Quarterly*, 71,617 – 627.

Levy, S. , & Inderbitzin, L. (1989). Negativism and countertransference. *Journal of the American Psychoanalytic Association*, 37,7 – 30.

Lewin, B. (1950). *The psychoanalysis of elation*. New York: Norton.

Lidz, T. , Cornelison, A. , Fleck, S. et al. (1957). The intrafamilial environment of schizophrenic patients, II: Marital schism and marital skew. *American Journal of Psychiatry*, 114,241.

Litman, R. , & Tabachnick, N. (1967). Fatal one-car accidents. *Psychoanalytic Quarterly*, 36,248 – 259.

Loeb, F. (1982). Generalization as a defense. *Psychoanalytic Study of the Child*, 37, 405 – 419.

Loeb, F. , & Loeb, L. (1987). Psychoanalytic observations: Effect of lithium in manic attacks. *Journal of the American Psychoanalytic Association*, 35,877 – 902.

Loewenstein, R. (1957). A contribution to the psychoanalytic theory of masochism. *Journal of the American Psychoanalytic Association*, 5,197 – 234.

Loewenstein, R. (1969). Development in the theory of transference in the last fifty years. *International Journal of Psycho-Analysis*, 50,583 – 588.

Loewenstein, R. (1972). Ego autonomy and psychoanalytic technique. *Psychoanalytic Quarterly*, 41,1 – 22.

Lorand, S. (1937). Dynamics and therapy of depressive states. *Psychoanalytic Review*, 24, 337 – 349.

Lustman, S. (1966). Impulse control, structure, and the synthetic function. In R. Loewenstein, L. Newman, M. Schur, & A. Solnit (Eds.), *Psychoanalysis — A general psychology. Essays in honor of Heinz Hartmann* (pp. 190 – 221). New York: International Universities Press.

MacGregor, J. (1991). Identification with the victim. *Psychoanalytic Quarterly*, 60,53 – 68.

Mahler, M. (1944). Tics and impulsions in children: A study of motility. *Psychoanalytic*

Quarterly, *13*, 430 – 444.

Mahler, M. (1968). *On human symbiosis and the vicissitudes of individuation*. New York: International Universities Press.

Mahler, M. , Pine, F. , & Bergman, A. (1975). *The psychological birth of the buman infant*. New York: Basic Books.

Marcus, I. (1971). The marriage-separation pendulum. In I. Marcus (Ed.), *Currents in psychoanalysis*. New York: International Universities Press.

Marcus, I. (1980). Countertransference and the psychoanalytic process in children and adolescents. *Psychoanalytic Study of the Child*, *35*, 285 – 298.

Marcus, I. (1991). Learning disabilities in children. In S. Greenspan & G. Pollock (Eds.), *The course of life*. New York: International Universities Press.

Marcus, I. , & Francis, J. (1975). Developmental aspects of masturbation. In I. Marcus & J. Francis (Eds.), *Masturbation from infancy to senescence*. New York: International Universities Press.

Mason, J. (2001). *Munchausen Syndrome by Proxy*. http://www. emedicine. com/emerg/topic830. htm.

McCullers, C. (1936, December). Wunderkind. *Story 9*, 61 – 73.

McDevitt, J. (1976). *Lecture*. Louisiana State University Medical School Department of Psychiatry.

McDevitt, J. (1985). The emergence of hostile aggression and its defensive and adaptive modifications during the separation-individuation process. In H. Blum (Ed.), *Defense and resistance* (pp. 273 – 300). New York: International Universities Press.

Medical Council on Alcohol. (2000). *Prevention and treatment of Wernicke-Korsakoff Syndrome (WKS) in accident & emergency departments (A&E)*. www. medicouncilalcol. demon. co. uk/wks. htm.

Meers, D. (1975). Masturbation and the ghetto. In I. Marcus & J. Francis (Eds.), *Masturbation from infancy to senescence*. New York: International Universities Press.

Meissner, W. (1968). Notes on dreaming: Dreaming as a cognitive process. *International Journal of Psycho-Analysis*, *49*, 699 – 708.

Meissner, W. (1970). Notes on identification. *Psychoanalytic Quarterly*, *39*, 563 – 589.

Meissner, W. (1971). Notes on identification II: Clarification of related concepts. *Psychoanalytic Quarterly*, *40*, 277 – 302.

Menninger, K. (1933). Psychoanalytic aspects of suicide. *International Journal of Psycho-Analysis*, *14*, 376 – 390.

Molière, J. de. (1992). *The misanthrope*. Mineola, NY: Dover Press. (Original work published 1666)

Molière, J. de. (1994). *Le Misanthrope ou L'Atrabilaire Amoureux*. Paris, France: Classiques Bordas. (Original work published 1666)

Moore, B. , & Rubinfine, D. (1969). The mechanism of denial. *The Kris Study Group of the*

New Yrok Psychoanalytic Institute, *Monograph III*. New York: International Universities Press.

Niederland, W. (1981). The survivor syndrome: Further observations and dimensions. *Journal of the American Psychoanalytic Association*, *29*, 413 – 426.

Novick, J. , & Novick, K. (1996). *Fearful symmetry: The development and treatment of sadomasochism*. Northvale, NJ: Aronson.

Oliver, J. (1988). Successive generations of child maltreatment: The children. *British Journal of Psychiatry*, *153*, 543 – 553.

Paniagua, C. (1997). Negative acting in. *Journal of the American Psychoanalytic Association*, *45*, 1209 – 1223.

Paniagua, C. (1999). Personal communication.

Parens, H. (1973). Aggression: A reconsideration. *Journal of the American Psychoanalytic Association*, *21*, 34 – 60.

Parens, H. (1990). Girls' psychosexual development. *Journal of the American Psychoanalytic Association*, *38*, 743 – 772.

Parens, H. , Pollock, L. , Stern, J. , & Kramer, S. (1976). On the girl's entry into the oedipus complex. *Journal of the American Psychoanalytic Association*, *24S*, 79 – 107.

Pine, F. (1990). *Drive, ego, object, self*. New York: Basic Books.

Plath, S. (2000). *The bell jar*. New York: Harper Collins.

Pullman, P. (1996). *The golden compass*. New York: Alfred A. Knopf.

Racker, H. (1953). A contribution to the problem of countertransference. *International Journal of Psycho-Analysis*, *34*, 313 – 324.

Ramis, H. , Director. (1998). *Analyze this*. http://www. rottentomatoes. com/m/ AnalyzeThis-1084884/reviews. php.

Raphling, D. (1996). The interpretation of daydreams, I. *Journal of the American Psychoanalytic Association*, *44*, 533 – 547.

Reddy, H. (1973). *Delta dawn*. Capitol Records. http://www. superseventies. com/1973_7singles. html.

Renik, O. (1978). The role of attention in depersonalization. *Psychoanalytic Quarterly*, *47*, 588 – 605.

Renik, O. (1999). Playing one's cards face up in analysis. *Psychoanalytic Quarterly*, *68*, 521 – 540.

Rexford, E. (1978). *A developmental approach to problems of acting out*. New York: International Universities Press.

Rochlin, G. (1965). *Griefs and discontents: The forces of change*. Boston: Little, Brown.

Rosegrant, J. (1995). The anal world of a six-year-old boy. *International Journal of Psycho-Analysis*, *76*, 1233 – 1243.

Rosenbaum, M. (1980). The role of the term schizophrenia in the decline of diagnoses of multiple personality. *Archives of General Psychiatry*, *37*, 1383 – 1385.

Rothstein, A. (1979). An exploration of the diagnostic term "narcissistic personality disorder." *Journal of the American Psychoanalytic Association*, 27,893 - 912.

Sandler, J. (1960). On the concept superego. *Psychoanalytic Study of the Child*, 15, 128 - 162.

Sandler, J. (1990). On the structure of internal objects and internal object relationships. *Psychoanalytic Inquiry*, 10,163 - 181.

Sandler, J., & Freud, A. (1983). Discussion: *The ego & the mechanisms of defense. Journal of the American Psychoanalytic Association*, 31(S), 19 - 146.

Schafer, R. (1977). *Aspects of internalization*. New York: International Universities Press.

Schilder, P. (1939). The relations between clinging and equilibrium. *International Journal of Psycho-Analysis*, 20,58 - 63.

Schilder, P., & Wechsler, D. (1935). What do children know about the interior of the body? *International Journal of Psycho-Analysis*, 16,355 - 360.

Schneider, K. (1959). *Clinical psychopathology*. New York: Grune & Stratton.

Schur, M. (1955). Comments on the metapsychology of somatization. *Psychoanalytic Study of the Child*, 10,119 - 164.

Schur, M. (1966) *The id and the regulatory principles of mental functioning*. New York: International Universities Press.

Sederer, L., & Rothschild, A. (1997). *Acute care psychiatry: Diagnosis & treatment*. Baltimore: Williams & Wilkins.

Settlage, C. (1977). The psychoanalytic understanding of narcissistic and borderline personality disorders: Advances in developmental theory. *Journal of the American Psychoanalytic Association*, 25,805 - 833.

Settlage, C. (1993). Therapeutic process and developmental process in the restructuring of object and self constancy. *Journal of the American Psychoanalytic Association*, 41,473 - 492.

Shneidman, E. (1999). Perturbation and lethality: A psychological approach to assessment and intervention. In D. Jacobs (Ed.), *The Harvard Medical School guide to suicide assessment and intervention*. San Francisco: Jossey-Bass.

Slavson, S. (1969). *A textbook in analytic group psychotherapy*. New York: International Universities Press.

Spencer, T. (2002). Pharmacologic treatment of attention-deficit hyperactivity disorder in children. *CME*. http://www. medscape. com/viewprogram/1927.

Sperling, M. (1957). The psycho-analytic treatment of ulcerative colitis. *International Journal of Psycho-Analysis*, 38,341 - 349.

Sperling, O. (1963). Exaggeration as a defense. *Psychoanalytic Quarterly*, 32,533 - 548.

Spiegel, R. (1985). Faces of truth in the psychoanalytic experience. *Contemporary Psychoanalysis*, 21,254 - 265.

Spruiell, V. (1989). On blaming: An entry to the question of values. *Psychoanalytic Study of the Child*, 44,241 - 263.

Stewart, R. , & Levine, M. (1967). Individual psychotherapy. In A. Freedman & H. Kaplan (Eds.), *Comprehensive textbook of psychiatry* (pp. 1212 - 1214). Baltimore: Williams and Wilkins.

Stone, L. (1961). *The psychoanalytic situation: An examination of its development and essential nature*. New York: International Universities Press.

Sutherland, J. (1980). The British object relations theorists: Balint, Winnicott, Fairbairn, Guntrip. *Journal of the American Psychoanalytic Association*, *28*,829 - 860.

Symonds, P. (1946). *The dynamics of human adjustment*. New York & London: D. Appleton-Century.

Tarachow, S. (1963). *An introduction to psychotherapy*. New York: International Universities Press.

Target, M. (1998). The recovered memories controversy. *International Journal of Psycho-Analysis*, *79*,1015 - 1028.

Tillis, P. (2000). *Cleopatra, queen of denial*. http://www. arracis. com. ua/Pam/cleopatra. htm.

Tolpin, M. (1971). On the beginnings of a cohesive self: An application of the concept of transmuting internalization to the study of the transitional object and signal anxiety. *Psychoanalytic Study of the Child*, *26*,316 - 352.

Treece, C. , & Khantzian, E. (1986). Psychodynamic factors in the development of drug dependence. *Psychiatric Clinics of North America*, *9*,399 - 412.

Turow, S. (1977). *One L*. New York: Warner Books.

U. S. Public Health Service. (1999). *The Surgeon General's call to action to prevent suicide*. Washington, DC. http://www. surgeongeneral. gov/library/calltoaction/calltoaction. html.

Vaillant, G. (1992). *Ego mechanisms of defense: A guide for clinicians and researchers*. Washington/London: American Psychiatric Press.

Volkan, V. (1976). *Primitive internalized object relations: A clinical study of schizophrenic, borderline, and narcissistic patients*. New York: International Universities Press.

Volkan, V. (1987a). *Linking objects and linking phenomena*. New York: International Universities Press.

Volkan, V. (1987b). *Six steps in the treatment of borderline personality organization*. Northvale, NJ: Aronson.

Volkan, V. (1999). *Presentation to the Virginia Psychoanalytic Society*, Richmond, VA.

Volkan, V. , & Corney, R. (1968). Some considerations of satellite states and satellite dreams. *British Journal of Medical Psychology*, *41*,283 - 290.

Waelder, R. (1936). The principle of multiple function: Observations on overdetermination. *Psychoanalytic Quarterly*, *5*,45 - 62.

Wagner, R. (1870). *Die Walküre*. http://www. metopera. org/synopses/walkure. html.

Waugaman, R. (1996). Experiences of schizophrenia: An integration of the personal, scientific, and therapeutic. *Journal of the American Psychoanalytic Association*, *44*,395 - 939.

Weigert-Vowinckel, E. (1936). A contribution to the theory of schizophrenia. *International Journal of Psycho-Analysis*, *17*, 190 – 201.

Weiss, R. , & Hufford, M. (1999). Substance abuse and suicide. In D. Jacobs (Ed.), *The Harvard Medical School guide to suicide assessment and intervention*. San Francisco: Jossey-Bass.

Weiss, S. S. (1987). The two-woman phenomenon. *Psychoanalytic Quarterly*, *56*, 271 – 286.

Werman, D. (1985). Suppression as a defense. In H. Blum (Ed.), *Defense and resistance* (pp. 405 – 415). New York: International Universities Press.

White House. (2002). *Theodore Roosevelt*. http://www. whitehouse. gov/history/presidents/tr26. html.

Whitmer, G. (2001). On the nature of dissociation. *Psychoanalytic Quarterly*, *70*, 807 – 837.

Willick, M. (1985). On the concept of primitive defenses. In H. Blum (Ed.), *Defense and resistance* (pp. 175 – 200). New York: International Universities Press.

Willick, M. (1993). The deficit syndrome in schizophrenia: Psychoanalytic and neurobiological perspectives. *Journal of the American Psychoanalytic Association*, *41*, 1136 – 1157.

Wilson, C. P. , Hogan, C. , & Mintz, I. (1992). *Psychodynamic technique in the treatment of the eating disorders*. Northvale, NJ: Aronson.

Wimer, L. (1989). Understanding negative hallucination: Toward a developmental classification of disturbances in reality awareness. *Journal of the American Psychoanalytic Association*, *37*, 437 – 463.

Winnicott, D. (1969). The use of an object. *International Journal of Psycho-Analysis*, *50*, 711 – 716.

Wolf, E. (1994). Narcissistic lust and other vicissitudes of sexuality. *Psychoanalytic Inquiry*, *14*, 519 – 534.

Wurmser, L. (1974). Psychoanalytic considerations of the etiology of compulsive drug use. *Journal of the American Psychoanalytic Association*, *22*, 820 – 843.

Wurmser, L. (1977). A defense of the use of metaphor in analytic theory formation. *Psychoanalytic Quarterly*, *46*, 466 – 498.

Wurmser, L. (1987). Flight from conscience: Experience with the psychoanalytic treatment of compulsive drug abusers, I: Dynamic sequences, compulsive drug use. *Journal of Substance Abuse Treatment*, *4*, 157 – 168.

Zetzel, E. (1956). Current concepts of transference. *International Journal of Psycho-Analysis*, *37*, 369 – 375.

Zetzel, E. (1968). The so-called good hysteric. *International Journal of Psycho-Analysis*, *49*, 256 – 260.

Zwerling, I. (1955). The favorite joke in diagnostic and therapeutic interviewing. *Psychoanalytic Quarterly*, *24*, 104 – 114.

译者后记

有一天，我的一位来访者跟我说："我想我跟你讲这些事，其实是为了不谈其他更重要的事。"

之前，他讲述了这一周的经历：与他人的冲突、内心的感受和领悟、不愿意看到的自身问题……所有这些都的的确确是咨询要去处理的议题。但慢慢地，他意识到自己似乎在通过说这些事——这些确实是咨询要去讨论的事情、能让咨询师"松一口气"的事情——来逃避其他什么。来访者自己意识到自己在使用防御。

你看，心理防御无处不在。人们不仅会使用花样繁多的防御方式，也会在各个水平和抽象层次上使用防御。有些防御无伤大雅，但有些防御则会扭曲人格、耽误人生甚至制造更多的痛苦。

理解防御是精神分析性心理治疗和其他流派心理治疗不同的地方，也是当代弗洛伊德学派重要的工作方式。人们之所以防御，是因为自身有不能看见、不愿意看见、不能接受的部分——我们每个人都有，所以我们每个人也都会防御。人们之所以防御，也是因为我们要去面对并非百分之百适应我们的环境，我们以这样或那样的方式要"生存"下来。

当杰瑞姆·布莱克曼医生（教授/老师——我更愿意称他为老师，感觉更亲切一些）邀请我重新翻译《心灵的面具——101 种防御机制》时，我第一反应是略有吃惊，但第二反应就是欣然答应。事实上，我并不认为我能够比第一版译者们做得更好。这本书的第一版广受好评，重印多次，许多从事心理咨询行业的同行们都仔仔细细地阅读过这本书。我之所以答应重译，是因为一方面我幸运地获得了华东师范大学出版社彭呈军老师以及资深心理治疗师武春艳老师的大力支持和帮助，另一方面也是因为我想深入学习这本书，深入理解防御操作以及防御机制。整个翻译过程让我收获匪浅。

可以说，《心灵的面具——101 种防御机制》是我见过的专业文献中，对防御最全面、透彻的总结。在这本书之前，大概就是七十多年前安娜·弗洛伊德的《自我与防御机制》①了。可能会有人说，"哪有那么多防御？"但我翻译后的感觉是，有。不仅有那么多的防御，而且还有更多的防御。这一点，布莱克曼老师也在书中提到。能够给这些防御操作和机制命名，是理解心灵、理解人的第一步。就好比哲学家会说："如果我们能给人使用的每一种谬误都命名，那该有多好。"意思就是，这样我们就可以更好地理解人的思维模式并且当出现思维错误时能够指认出来。

同样，如果我们能给人使用的每一种防御都命名，那该有多好。命名是理解的第一步。不能言说的也无法通透理解。但命名并不是拿着花名册、电话簿和人说，"你这是在使用压抑"，"你怎么又理智化了"。命名的意义首先在于，我们理解到一个人（我们自己或者其他人），她/他因为某些原因，感到需要保护自己。也就是，我们理解到一个人——每个人——都有脆弱的部分。这让我们更能抱持着一种慈悲心和开放性去和来访者工作，去和他人交往，或者去共情理解自己。

所以我个人认为，这本书的精华不仅仅是列举出了上百种防御方式，而且也包括那些有趣但深刻的案例片段。即，我们该如何去和防御工作。帮助来访者理解到她/他具体使用哪一种防御其实是很后面的事情。在这之前，咨询师的看见、接纳本身就传递着重要的信息："我看到你处在痛苦中。我尊重你感到需要保护自己。"这种态度本身就已经不同于一般性的人际关系了。

以上便是我认为我在这次翻译旅程中最大的收获。当然，这本书还有其他很多重要内容我并没有提到。例如自杀风险评估、诊断依据、和来访者的不同工作方式，等等。我想，亲爱的读者——聪明、智慧的读者，你一定会在这本宝藏书籍中发现更多。

王晶

2021 年 3 月于北京

———————————

① Freud，A. (1937/1992). The Ego and the Mechanisms of Defence. Routledge.

部分心理学图书

1 心理学（第三版）

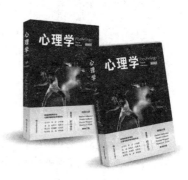

　　《心理学》（第三版）由哈佛大学四位知名心理学家亲自撰写：丹尼尔·夏克特，美国科学院院士、哈佛大学心理学系前主任，哈佛心理学系历史上少有的"讲座教授"；丹尼尔·吉尔伯特，全球知名的"快乐教授"，他的著作《撞上快乐》被译成25种语言，开设的"哈佛幸福课"，是最受欢迎的哈佛课程；丹尼尔·韦格纳，对于思维抑制与意识控制的研究享誉心理学界，"白熊实验"已经成为心理学最经典的实验之一；马修·诺克，麦克阿瑟奖获得者，是自我伤害行为研究领域的世界领先学者。本书由中国科学院心理研究所傅小兰主持翻译。

2 教学中的心理学（第14版）

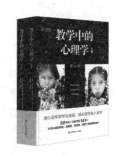

　　全书关注经过研究验证的概念，如何在课堂中进行运用。作者们相信，如果给出如何在教学中实际运用的例子，即将入职的教师，将会更喜欢运用本书各章中介绍的概念和原理。在本书的第一章和最后几章，还提供了一个框架，引导教师增长和提炼自己的教学技能。作者们尽力把教育心理学的理论框架和实践运用技巧勾画出来，希望那些阅读本书并立志成为教师或者正在进行入职准备的读者，能够把自己当成参与性学习者，能够把教师视为需要经过不断探究，以发现、检验更好地帮助学生获得成功的途径的职业。

3 12个经典心理学研究与批判性思维

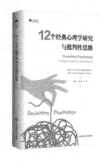

　　心理学是一门有着丰富的实验和研究历史的学科，其中的许多实验和研究不仅引发了公众的思考，甚至对相关的学科也产生了深刻的影响。尽管这些经典研究的影响力是毋庸置疑的，但是这些研究的发现仍有值得探究、讨论和批判的空间。经典值得敬畏，但经典也同样值得重新审视，甚至是挑战。

　　我们需要传授给学生的不仅是思考什么问题，更需要启发他们如何进行思考。在这个网络信息充斥的时代，独立思考的能力尤其重要。面对新的信息环境，掌握批判性思维，更具创造性地学习、思考和发展，这正是本书最重要的意义之所在。

当代中国心理科学文库

总主编：杨玉芳

国家出版基金项目

"十三五"国家重点出版物出版规划项目

整个丛书预计 30 种，已出版 19 种

　　《当代中国心理科学文库》由中国心理学会组织编写，文库选择的内容都是当代心理科学的重要分支领域，富有成果的理论学派和重大前沿科学问题，有重要价值的应用领域。各书作者都是在科研和教学一线工作的，在相关领域具有很深学术造诣、治学严谨的科研工作者和教师。《当代中国心理科学文库》着重反映：（1）当代心理科学的学科体系、方法论和发展趋势；（2）近年来心理学基础研究领域的国际前沿和进展，应用研究领域的重要成果；（3）反映和集成中国学者在不同领域所作的贡献。

- 郭永玉：人格研究
- 傅小兰：情绪心理学
- 乐国安、李安、杨群：法律心理学
- 王瑞明、杨静、李利：第二语言学习
- 李　纾：决策心理：齐当别之道
- 王晓田、陆静怡：进化的智慧与决策的理性
- 蒋存梅：音乐心理学
- 葛列众：工程心理学
- 白学军：阅读心理学
- 周宗奎：网络心理学
- 吴庆麟：教育心理学
- 苏彦捷：生物心理学
- 张积家：民族心理学
- 张清芳：语言产生：心理语言学的视角
- 张力为：运动与锻炼心理学研究手册
- 苗丹民：军事心理学
- 赵旭东：心理治疗
- 罗　非：健康的心理源泉
- 王重鸣：管理心理学

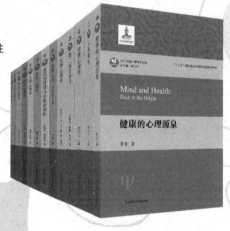

精神分析经典著作译丛

精神分析理念——即便是诸如"潜意识"和"移情"这样的基本概念——作为关于心灵运作的隐喻，如果不能随着一个人作为精神分析取向治疗师的发展而演进，那么这些概念将会变得陈腐。本丛书精选了克莱因、温尼科特、Daniel N. Stern、布隆伯格，以及安娜弗洛伊德的著作，展现了精神分析博大精深而且不断发展的生命力。

- · 心灵的母体：客体关系与精神分析对话
- · 让我看见你：临床过程、创伤和解离
- · 婴幼儿的人际世界：精神分析与发展心理学视角
- · 成熟过程与促进性环境：情绪发展理论的研究
- · 自我与防御机制
- · 精神分析之客体关系
- · 精神分析心理治疗实践导论
- · 向病人学习

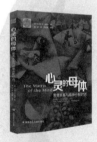 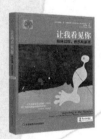 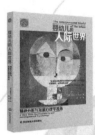 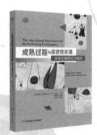

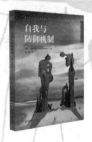 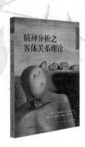 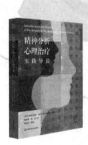 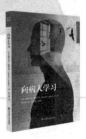

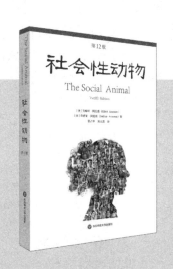

①　社会性动物（第12版）

在第12版中，艾略特·阿伦森与乔舒亚·阿伦森共同重新梳理了每一章，删除了一些几年前所谓的热点研究和理论，它们没有经受住时间和重复研究的考验，同时对每一章内容进行了重组和精简，以便在整合新材料时保持叙述的清晰性。阿伦森独具特色地从观察到实验、再从实验到现实的研究思路，影响了整个社会心理学的发展，能够帮忙读者更好地理解复杂的人类行为。当我们有可能像社会心理学家一样思考时，眼中的世界会大为不同。

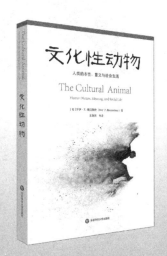

②　文化性动物

本书对进化与文化进行了独到、广泛而深刻的阐述，其所蕴含的主题"自然为文化塑造了我们"建立在社会心理学及其他心理学领域（包括动物科学）与语言学、文化学等领域的实证研究基础之上。来自历史、政治、哲学、新闻和文学作品中的例证也使这一主题变得更加生动。作者是一位杰出思想家和大师级作家，本书则是他创意十足、意义深远的综合思想集合。